全国职业培训推荐教材
人力资源和社会保障部教材办公室评审通过
适合于职业技能短期培训使用

U0393538

足疗基本技能

中国劳动社会保障出版社

图书在版编目（CIP）数据

足疗基本技能/王国顺主编. —北京：中国劳动社会保障出版社，2014

职业技能短期培训教材

ISBN 978-7-5167-1549-9

Ⅰ.①足… Ⅱ.①王… Ⅲ.①足-按摩疗法（中医）

Ⅳ.①R244.1

中国版本图书馆 CIP 数据核字（2014）第 273723 号

中国劳动社会保障出版社出版发行

（北京市惠新东街1号 邮政编码：100029）

出 版 人：张梦欣

*

郑州市运通印刷有限公司印刷装订 新华书店经销

850 毫米×1168 毫米 32 开本 4.125 印张 111 千字

2014 年 12 月第 1 版 2022 年 12 月第 8 次印刷

定价：10.00 元

营销中心电话：400－606－6496

出版社网址：http://www.class.com.cn

前言

职业技能培训是提高劳动者知识与技能水平、增强劳动者就业能力的有效措施。职业技能短期培训，能够在短期内使受培训者掌握一门技能，达到上岗要求，顺利实现就业。

为了适应开展职业技能短期培训的需要，促进短期培训向规范化发展，提高培训质量，中国劳动社会保障出版社组织编写了职业技能短期培训系列教材，涉及二产和三产百余种职业（工种）。在组织编写教材的过程中，以相应职业（工种）的国家职业标准和岗位要求为依据，并力求使教材具有以下特点：

短。教材适合 15～30 天的短期培训，在较短的时间内，让受培训者掌握一种技能，从而实现就业。

薄。教材厚度薄，字数一般在 10 万字左右。教材中只讲述必要的知识和技能，不详细介绍有关的理论，避免多而全，强调有用和实用，从而将最有效的技能传授给受培训者。

易。内容通俗，图文并茂，容易学习和掌握。教材以技能操作和技能培养为主线，用图文相结合的方式，通过实例，一步步地介绍各项操作技能，便于学习、理解和对照操作。

这套教材适合于各级各类职业学校、职业培训机构在开展职业技能短期培训时使用。欢迎职业学校、培训机构和读者对教材中存在的不足之处提出宝贵意见和建议。

人力资源和社会保障部教材办公室

简介

　　本书首先介绍了足疗从业人员的职业道德和岗位责任，以及足疗技法的作用和禁忌证，然后系统介绍了足部解剖、经络穴位等基本常识，足部反射区按摩的基本手法、足底按摩的操作程序，以及常见不适症的调理按摩方法等，最后介绍了足浴和足部护理的基本方法。

　　本书针对职业技能短期培训学员的特点，知识讲解简明，操作技能突出。实际操作部分一步一图，形象直观，便于学员理解和掌握。

　　本书由王国顺主编，副主编袁志斌、廖威、胡芝荣、杨政、唐成林、杨冬梅、朱永华、吴宝青、乔国华参与编写。

目录

第一单元　岗位认知……………………………………………（ 1 ）

　　模块一　足疗从业人员的职业道德…………………………（ 1 ）

　　模块二　足疗从业人员的岗位责任…………………………（ 2 ）

　　模块三　足疗的作用和禁忌证………………………………（ 3 ）

第二单元　足疗基本知识………………………………………（ 5 ）

　　模块一　足部解剖常识………………………………………（ 5 ）

　　模块二　足部反射区的解剖定位和生理功能…………………（21）

　　模块三　足部经络穴位知识…………………………………（60）

第三单元　足部按摩基本技能…………………………………（72）

　　模块一　足部反射区按摩基本手法…………………………（72）

　　模块二　足部反射区按摩程序………………………………（76）

　　模块三　足部经络按摩程序…………………………………（78）

　　模块四　足部按摩中的复合疗法……………………………（79）

第四单元　常见不适症的调理按摩……………………………（81）

　　模块一　内科不适症调理按摩………………………………（81）

　　模块二　骨科不适症调理按摩………………………………（97）

　　模块三　妇科不适症调理按摩………………………………（102）

　　模块四　美容足部调理按摩…………………………………（107）

第五单元　足浴和足部护理……………………………………（120）

培训大纲建议……………………………………………………（123）

第一单元　岗位认知

　　足疗从业人员是指根据宾客的要求，运用以保健为目的的按摩技术，在人体足部特定部位施以一定力量的、有目的的、有规律的手法操作活动的人员。保健按摩作为一项劳动技能，对从业者没有过高的文化要求，只需要了解一些简单的医学常识，熟练掌握足疗的操作技能即可从业。

模块一　足疗从业人员的职业道德

一、遵纪守法

　　遵守法律是足疗保健行业健康发展的保证，也是足疗从业人员职业道德的具体内容。足疗从业人员应遵守国家卫生、劳动、工商、公安、税务等方面的有关法律、法规和本行业的管理规定，并依法保护自己正当的工作权益，合法职业，文明服务，坚决抵制一切不健康的按摩行为。足疗从业人员应熟读和遵守《劳动法》《劳动合同法》《公共场所卫生管理条例》等。

二、文明服务

　　坚持文明服务要求足疗从业人员在牢固树立全心全意为人类健康事业服务思想的基础上，遵守工作纪律和各项规章制度，营造热情服务、礼貌待人、优质高效的工作氛围，以使宾客感到满意。文明服务的内涵很广，包括足疗从业人员自身应该具备的基本素质、文明服务用语、与患者的沟通技巧以及其他的服务要求等。足疗从业人员的文明修养程度直接影响着足疗保健工作的服务质量。具体来说，有以下四点要求：

　　·尊重宾客，一视同仁；

·热情服务，有问必答；

·语言文明，举止端庄；

·服务至上，真诚奉献。

三、爱岗敬业

足疗从业人员应热爱自己的工作，崇敬自己的职业，尽职尽责完成本职工作。足疗是一个普通而平凡的职业，同时又是一个光荣的职业，是为人类健康服务的事业。足疗从业人员应该充分了解本职工作，树立热爱本职工作、努力为宾客服务的思想。

四、精益求精

一个合格的足疗从业人员，光有敬业精神还不够，还必须努力学习和掌握各种专业知识，熟悉各类按摩手法和套路，钻研医学相关理论知识，掌握服务的本领，且善于将学到的知识和技能运用到工作实践中，不断改进操作技能，提高服务质量，只有这样，才能做好本职工作。

五、团结协作

每个足疗从业人员在职业活动中，必须顾全大局、共同前进；通力协作、相互支持；相互尊重、平等互助；谦虚大度、严于律己。

六、热爱集体

足疗从业人员在从业过程中，不可能脱离其他服务而独立存在，它涉及安全、环境、卫生等各个方面，只有各方面的协调统一，足疗从业人员与同事、与领导团结协作，才可能创作最佳的服务条件，为宾客提供最好的按摩服务，达到最佳的治疗和放松效果。所以对于足疗从业人员来说，热爱集体也是职业道德中非常重要的一项内容。

模块二　足疗从业人员的岗位责任

1. 依法持《健康证》上岗，按规定着装，讲究个人卫生。

2. 遵纪守法，抵制一切不健康的按摩。

3. 熟悉按摩场所的礼仪、礼节，礼貌待客，不卑不亢。

4. 遵守职业道德，文明服务，服务宾客要热情周到。

5. 保持环境卫生，按摩床具用品应及时消毒。

6. 严格遵守操作规程，认真检查宾客的身体条件。使用按摩手法要因人而异，采用正确的手法，穴经要准确，力度要适宜，进行有效的保健按摩，维持人体的健康。

7. 使用器具进行按摩时，严格遵守安全操作程序。

8. 按摩结束后，要虚心征求宾客意见。同时提醒宾客不要将首饰等贵重物品遗忘在按摩室。

9. 宾客对服务质量不满意或因其他因素与足疗从业人员发生纠纷时，足疗从业人员要态度诚恳，耐心倾听，虚心接受意见或建议。对存在的问题，应向宾客赔礼道歉，不得与宾客发生争吵，并及时将纠纷处理的情况如实向领导汇报。

10. 应区分保健与治疗的界限，足疗从业人员应在其服务范围内进行规范操作。

11. 服从行业主管部门的管理，接受群众的监督。

12. 每日对安全、消防设施进行检查，做好记录，预防盗窃和火灾等事故的发生。

13. 当按摩场所遭受干扰和破坏时，要勇于与坏人坏事做斗争，情况紧急时应立即报告公安部门。

模块三　足疗的作用和禁忌证

一、足疗的作用

通过足部按摩可调理人体的神经系统及调整人体的亚健康状态。

1. 消除疲劳，恢复体力

（1）适用于人体长时间站立，长时间走路，爬山，腿部肌肉僵硬，膝关节、踝关节及周围组织疲劳。由于工作时间过长，一个姿势较固定，会造成人体静压损伤，或运动量过大，举重、跑步也造成腿部关节酸、胀、痛。足疗可消除疲劳，祛除运动疲劳，恢复体力。

（2）对于精神紧张，用脑过度，睡眠不足，工作繁忙，造成精神紧张、头昏脑涨、精神不集中、头痛等症状，足疗可缓解人体精神疲劳。

2. 调理亚健康状态

通过对于足部的按摩，刺激神经的反射，改善血液循环，疏通经络，扶正祛邪，对一些亚健康人群有很好的缓解作用。如胃痉挛、肌肉痉挛等症状。促进血液循环，使神经刺激传到血管的周围神经中，可以缓解一些心血管引起的亚健康状态。

二、足疗的禁忌证

1. 饭后半小时内不宜进行足部按摩。

2. 妇女妊娠及月经期不宜进行足部按摩。

3. 各种危重病人，如严重心脏病、急性十二指肠溃疡、各种恶性肿瘤者不宜进行足部按摩。

4. 足部有开放性损伤。如有血管、神经的吻合术者不宜进行足部按摩。

5. 足部有感染性疾病者，如丹毒、脓肿等不宜进行足部按摩。

第二单元　足疗基本知识

模块一　足部解剖常识

一、足骨

足骨共 26 块，可分为跗骨、跖骨和趾骨三部分。

1. 跗骨

跗骨位于足骨后部，属短骨，共 7 块。它们是距骨、跟骨、足舟骨、内侧楔骨、中间楔骨、外侧楔骨和骰骨，如图 2—1 所示。跗骨比腕骨粗大，不仅负重，而且传递压力，构成足的后部。跗骨可排成前、中、后三列。前列由内侧向外侧依次为内侧楔骨、中间楔骨、外侧楔骨和骰骨；中列为位于距骨前内方的足舟骨；后列为前上方的距骨和后下方的跟骨。前列中的内侧、中间、外侧楔骨位于足舟骨前方；骰骨位于跟骨前方，外侧楔骨和足舟骨的外侧均与骰骨相连接。骰骨后方与跟骨相连接。

距骨上面有前宽后窄的关节面称距骨滑车，与胫、腓骨下端相连接；内侧面称内踝关节面；外侧面称外踝关节面，均与小腿下端内踝关节面、外踝关节面和下关节面相关节。距骨下方关节面与跟骨相关节。距骨前方接足舟骨，距骨前面关节面与足舟骨相关节。足舟骨内下方的隆起称舟骨粗隆，为测量内侧纵弓高度的重要骨性标志。足舟骨前方与 3 块楔骨相连接。外侧楔骨和足舟骨的外侧均与骰骨相连接。骰骨后方与跟骨相连接。跟骨为最大的跗骨，后端膨大称跟骨结节，为小腿三头肌跟腱的止点。

2. 跖骨

跖骨位于跗骨与趾骨之间，属长骨，共 5 块。由内侧向外侧

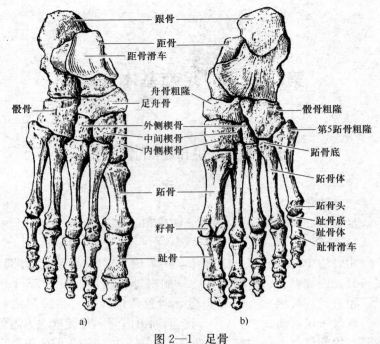

图2—1　足骨

a）上面　b）下面

依次为第1～5跖骨。每一跖骨均可分为三部分，近侧端称为跖骨底，与跗骨相接；中间部分称为跖骨体；远侧端称为跖骨头，与近节趾骨相接。第5跖骨底的外侧向后凸隆部，称第5跖骨粗隆，是足部重要的骨性标志之一。

3. 趾骨

趾骨位于足骨前部的跖骨前方，属长骨。由内侧向外侧排列分别称第1～5趾骨，共14块。蹰趾骨有2节，即近节趾骨和远节趾骨；第2～5趾骨各有3节，即近节趾骨、中节趾骨和远节趾骨。有些人第5趾骨（小趾）仅有2节趾骨，且较小。每块趾骨可分为趾骨底、趾骨体和趾骨滑车。

二、足关节和运动

足关节包括距小腿关节（踝关节）、跗骨间关节、跗跖关节、跖骨间关节、跖趾关节及趾（骨间）关节6种，如图2—2所示。

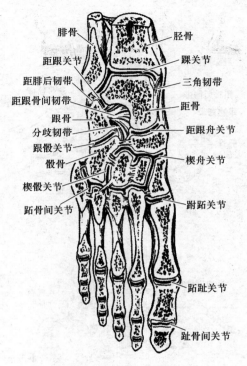

图2—2　足关节（水平切面）

图中标注：
腓骨　胫骨
距跟关节　踝关节
距腓后韧带　三角韧带
距跟骨间韧带　距骨
跟骨　距跟舟关节
分歧韧带　楔舟关节
跟骰关节　
骰骨　
楔骰关节　跗跖关节
跖骨间关节　
　　　跖趾关节
　　　趾骨间关节

1. 距小腿关节（踝关节）

距小腿关节又称踝关节，由胫、腓骨的下端踝关节面与距骨滑车构成。踝关节关节囊前、后壁较薄而松弛，踝关节内、外侧有韧带加强，内侧有内侧韧带（三角韧带）加强，该韧带自内踝向下呈扇形展开，分为胫舟部、胫跟部、胫距前部和胫距后部，分别附着于足舟骨、距骨和跟骨。踝关节外侧有3条韧带，即前方的距腓前韧带、后方的距腓后韧带和两者之间的跟腓韧带。距腓前韧带和距腓后韧带分别位于距骨、腓骨前部和后部，两韧带一端附着于腓骨的外踝，另一端附着于距骨。跟腓韧带一端附着于腓骨外踝，向下后方，另一端附着于跟骨，如图 2—3 和图 2—4 所示。

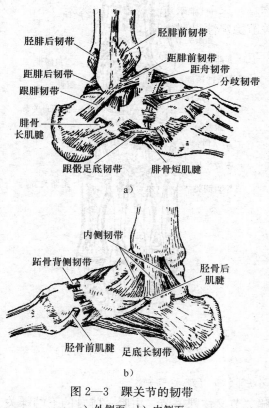

图 2—3　踝关节的韧带
a）外侧面　b）内侧面

踝关节为滑车关节，可绕额状轴做屈（跖屈，足尖向下，远离小腿前的动作）和伸（背屈，足尖向上，向小腿前靠拢的动作）的动作，如足尖向下、足尖向上动作。除上述运动外，由于距骨体关节头的距骨滑车和关节窝在结构上均具有前宽后窄的特点。当踝关节跖屈时，踝穴与距骨滑车后部连接，关节腔间隙大，关节松动，此时踝关节可作轻度的旋转、内收、外展及侧方运动，但踝关节稳定性较差，易受扭伤，其中以内翻扭伤较多见。因此，在运动时，对下山、下坡、下楼梯等跖屈动作，应注意增强防患意识。而当足背屈时，由于距骨体较宽的滑车前部嵌入关节窝踝穴，关节间隙紧密接触，使踝关节不能做内收与外展动作，踝关节稳定性得到加强。

2. 跗骨间关节

跗骨间关节是跗骨诸骨之间关节的总称。跗骨间关节中的距跟关节（距下关节）、距跟舟关节和跟骰关节较为重要。各跗骨之间借韧带连接，主要韧带有跟舟足底韧带、足底长韧带、跟骰足底韧带、分歧韧带等。上述韧带中属跗骨足底韧带的是跟舟足底韧带、足底长韧带和跟骰足底韧带。跟舟足底韧带，又名跳跃韧带，是跟骨截距突与足舟骨之间的坚强韧带，参与距跟舟关节窝的组成，具有维持足弓的重要作用。足底长韧带又名跖长韧带，位于足底部，从跟骨结节前方的跟骨下面向前至骰骨和第2～5跖骨底。跟骰足底韧带，又名跖短韧带，位于足底长韧带的深面，连接于跟骨和骰骨的下面。跖长、短韧带具有维持足外侧弓的作用。分歧韧带属跗骨背侧韧带之一，该韧带呈 V 形，由跟骨背面开始，向前分别附着于足舟骨和骰骨，如图2—3和图2—4所示。跗骨间关节参与足屈、伸、内翻、外翻运动。

3. 跗跖关节

跗跖关节属平面关节，是内侧楔骨、中间楔骨、外侧楔骨和骰骨与第1～5跖骨底之间的关节。跗跖关节活动甚微，可轻微滑动。在内侧楔骨和第1跖之间可有轻微的屈伸运动。

4. 跖骨间关节

跖骨间关节是各跖骨底相邻面之间的关节，属平面关节，连接紧密，关节活动甚微。

5. 跖趾关节

跖趾关节是各跖骨头与各趾近节趾骨底之间的关节，属球窝关节。跖趾关节可做跖屈、背伸（屈）、收（向第2趾靠拢）、展（离开第2趾）运动。

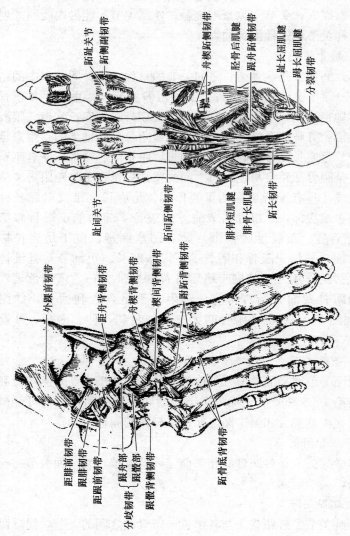

跖趾关节
跖侧跖间韧带
舟楔跖侧韧带
胫骨后肌腱
跟舟跖侧韧带
趾长屈肌腱
跚长屈肌腱
分裂韧带

趾间关节
跖间跖侧韧带
腓骨短肌腱
腓骨长肌腱
跖长韧带

外踝前韧带
距舟背侧韧带
舟楔背侧韧带
楔间背侧韧带
跗跖背侧韧带

距腓前韧带
跟腓前韧带
距跟前韧带
分歧韧带 { 跟舟部 跟骰部
跟骰背侧韧带
跗骨底背侧韧带

图 2—4　足背、足底韧带

· 10 ·

6. 趾骨间关节

趾骨间关节是由各趾相邻的两节趾骨的底与滑车构成的关节，属滑车关节。趾骨间关节仅能做屈伸运动。

三、足弓

足弓是由足的 7 块跗骨和 5 根跖骨借坚韧的韧带、肌腱和少数肌肉的连接下，形成一个向上方凸起的弓形结构，如图 2—5 所示。足弓可分为纵弓和横弓两部分。

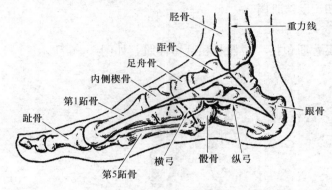

图 2—5 足弓

纵弓又可分内侧纵弓、外侧纵弓。内侧纵弓由内侧半足骨构成（跟骨、距骨、舟骨、三块楔骨和 1～3 跖骨）。内侧纵弓主要由胫骨后肌、趾长屈肌、踇长屈肌腱、足底方肌、足底腱膜及跟舟足底韧带等维持。内侧纵弓的特点是：曲度较大，弓较高，有较大的弹性，又称弹性弓；具有缓冲振荡的作用。外侧纵弓由外侧半的足骨构成（跟骨、骰骨和第 4～5 跖骨），弓的最高点在骰骨，弓前端主要承重点在第 5 跖骨。外侧纵弓主要由腓骨长肌腱、足底长韧带和跟骰足底韧带等结构维持。外侧纵弓的特点是：曲度较小，弓较低，弹性较弱，又称支撑弓，具有支撑体重、维持身体姿势等作用。

横弓是由各跗骨的前部和跖骨的后部构成。

足弓这个结构的组合体，把直立机体的叠加体重几乎平均地传布于跟骨或足跟与距骨之间。足弓轻巧、稳固，能承受较大的载重力。由于足弓的存在，站立时，大部分足骨不与地面接触。足弓结构似弹簧结构，具有弹性，可缓冲行走时对人体的振荡，保护大脑、内脏器官，并使足底的血管、神经免受压迫。

足弓的维持，除靠各骨间的连接和足底的许多韧带、肌肉以外，还靠从小腿到足底的一些长肌腱的张力。当这些结构先天发育不良或受到损伤时，足弓便会塌陷，从而形成扁平足。

四、足部肌肉

1. 足背肌

足背肌包括踇短伸肌和趾短伸肌，如图 2—6 所示。

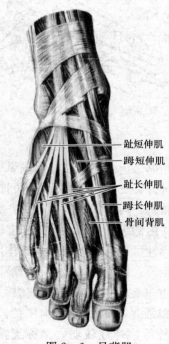

趾短伸肌
踇短伸肌
趾长伸肌
踇长伸肌
骨间背肌

图 2—6　足背肌

（1）踇短伸肌。踇短伸肌起自跟骨前端的上面和外侧面，止于踇趾近节趾骨。该肌具有伸踇趾的作用，受腓深神经支配。

（2）趾短伸肌。趾短伸肌起自跟骨前端的上面和外侧面，止于第 2～4 趾近节趾骨底，该肌具有伸第 2～4 趾作用，受腓深神经支配。

2. 足底肌

足底肌可分为内侧群肌、中间群肌和外侧群肌，如图 2—7 所示。

（1）内侧群肌

1）踇展肌：踇展肌位于足底内侧缘皮下，起自跟骨结节、舟骨粗隆和分裂韧带等处，止于踇趾近节趾骨底，如图 2—7 所示。该肌具有外展踇趾的作用，受足底内侧神经支配。

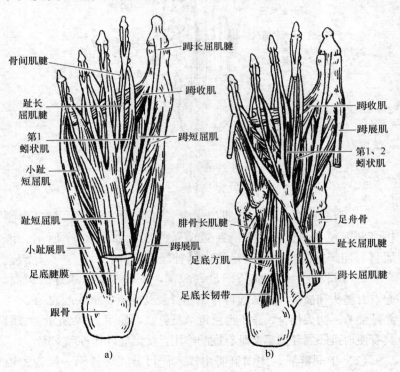

骨间肌腱

趾长屈肌腱

第1蚓状肌

小趾短屈肌

趾短屈肌

小趾展肌

足底腱膜

跟骨

踇长屈肌腱

踇收肌

踇短屈肌

腓骨长肌腱

踇展肌

足底方肌

足底长韧带

踇收肌

踇展肌

第1、2蚓状肌

足舟骨

趾长屈肌腱

踇长屈肌腱

a)   b)

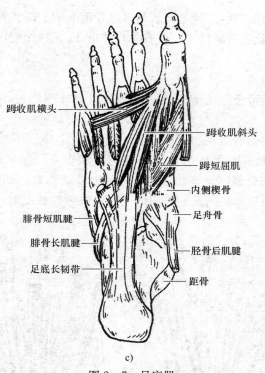

图 2—7　足底肌

a) 浅层　b) 中层　c) 深层

2) 姆短屈肌：姆短屈肌位于姆长屈肌腱的深面，起自内侧楔骨跖面及其附近，止于姆趾近节趾骨底，如图 2—7 所示。该肌具有屈姆趾的作用，受足底内侧神经支配。

3) 姆收肌：姆收肌位于足底深部，趾长、短屈肌等的深面。起点有斜头和横头。斜头起自外侧楔骨及其附近，横头起自第 3～5 跖趾关节。两头相合，止于姆趾近节趾骨底，如图 2—7 所示。该肌具有使姆趾跖屈和向第 2 趾靠拢的作用，受足底外侧神经支配。

（2）中间群肌。中间群肌由浅入深可分 4 层。第一层为趾短屈肌；第二层为足底方肌、蚓状肌和趾长屈肌腱；第三层为姆收肌，姆收肌也有人认为属于内侧群肌；第四层为足骨间肌，即骨间足底肌和骨间背侧肌。

1）趾短屈肌：趾短屈肌位于足底的中间部，足底腱膜的深面，起自跟骨结节及足底腱膜，肌纤维向前移行为 4 条肌腱，止于第 2～5 趾的中节趾骨底，如图 2—7 所示。该肌具有屈第 2～5 趾的作用，受足底内侧神经支配。

2）足底方肌：足底方肌位于趾短屈肌的深面，起自跟骨底面，止于趾长屈肌腱的外侧缘，如图 2—7 所示。该肌具有屈第 2～5 趾的作用，受足底外侧神经支配。

3）蚓状肌：蚓状肌共 4 块，其中一块起自第 2 趾的趾长屈肌腱内侧缘，其余 3 块起自 4 条趾长屈肌腱的相对缘。蚓状肌绕过第 2～5 趾的近节趾骨基底部内侧，移行并止于趾背腱膜，如图 2—7 所示。该肌具有屈跖趾关节、伸趾间关节的作用，受足底内、外侧神经支配。

4）趾长屈肌腱：趾长屈肌腱属小腿肌后群，但穿踝管后，在足底位于𧿹长屈肌底面，并与之交叉，前行分为 4 根肌腱，止于第 2～5 趾远节趾骨底部，如图 2—7 所示。该肌具有跖屈第 2～5 趾的跖趾关节和趾间关节的作用，受胫神经分支支配。

5）𧿹收肌：参见内侧群肌。

6）骨间足底肌和骨间背侧肌：两者位于跖骨间隙内。骨间足底肌共 3 块，起自第 3～5 跖骨内侧，止于第 3～5 趾近节趾骨基底部及趾背腱膜，如图 2—7 所示。两者具有内收第 3～5 趾的作用，受足底外侧神经支配。骨间背侧肌共 4 块，起自跖骨的相对面，止于第 2～4 趾近节趾骨底和趾背腱膜，如图 2—7 所示。骨间背侧肌具有以第 2 趾为中心，使第 3 趾、第 4 趾外展的功能，受足底外侧神经支配。

（3）外侧群肌。该群肌位于足底外侧部，包括小趾展肌和小趾短屈肌，如图 2—7 所示。

1）小趾展肌：小趾展肌位于足外侧缘皮下，起自跟骨结节跖面，前行移行为肌腱，一部分止于小趾近节趾骨底，另一部分止于第 5 跖骨粗隆，如图 2—7 所示。该肌具有屈和外展小趾的作用，受足底外侧神经支配。

2）小趾短屈肌：小趾短屈肌位于小趾展肌内侧深面，起自第5跖骨底，止于小趾近节趾骨底，如图2—7所示。该肌具有屈小趾的作用，受足底外侧神经支配。

五、足部血管

1. 足背血管

（1）足背动、静脉。足背动脉为胫前动脉的延续，经踇长伸肌腱与趾长伸肌腱之间，跨过距骨、足舟骨和第2楔骨背面前行，在第1跖骨间隙近侧，分为第1跖背动脉和足底深支两支终支，如图2—8所示。足背动脉除上述两支终支外，还有内踝前动脉、外踝前动脉、跗内侧动脉、跗外侧动脉和弓状动脉等分支。足背静脉和其属支与足背动脉和其分支伴行。足背动脉的终支和主要分支分述如下：

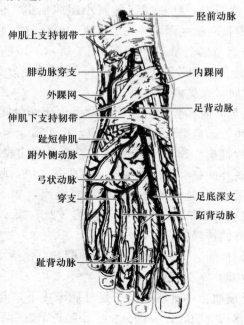

图2—8 足背动脉

1）第1跖背动脉：该动脉为足背动脉终支之一，位于第1骨间背侧肌浅面，与同名静脉伴行，腓深神经位于其内侧。第1跖背动脉前行至跖趾关节附近分为3支，走行于踇趾背面两侧和第2趾内侧缘背面。

2）足底深支：足底深支是背动脉终支之一，在第1跖骨间隙近侧，穿第1骨间背侧肌两头之间至足底，与足底外侧动脉吻合成足底深弓。

3）弓状动脉：该动脉为足背动脉分支之一，在跖骨底处发自该动脉，经趾长、趾短伸肌深面外行，在足背外侧与跗外侧动脉吻合。弓状动脉远侧发出3条跖背动脉，前行至趾的基底部，再各分为2支细小的趾背动脉，分布于第2~5趾背的相对缘。

（2）足背静脉弓。足背静脉弓主要由趾背静脉汇合而成，横位于跖骨远侧部皮下。足背静脉弓内、外侧端沿足背的两侧缘向上后行，外侧延续为小隐静脉，内侧延续为大隐静脉。小隐静脉经外踝后方，上行于小腿后面，最后汇入腘静脉。大隐静脉经内踝前方，上行于小腿内侧，最后汇入股静脉。

2. 足底血管

（1）足底内侧动、静脉。足底内侧动脉为胫后动脉终支之一，较细小。足底内侧动脉在屈肌支持带下方约 2 cm 处分为浅、深支。浅支走行于浅筋膜内，沿足内侧缘分布于足内侧缘皮肤。深支为足底内侧动脉的直接延续，在踇展肌深面前行，在该肌的近、中 1/3 附近，从该肌外侧缘、足底内侧沟浅出，末端与第1~3趾底固有动脉吻合，约有 2/3 深支在第1跖骨近侧与足底深弓的分支第1跖足底动脉吻合，如图 2—9 所示。足底内侧静脉与足底内侧动脉伴行。

（2）足底外侧动、静脉。足底外侧动脉为胫后动脉终支之一，较粗大。该动脉经踇展肌深面入足底，斜向外侧，经趾短屈肌的深面至第5跖骨底的前外侧，前行至第5跖骨粗隆前 1.5 cm 处，发出小趾趾底固有动脉，然后转向内侧，走行于踇收肌与足骨间肌之间，至第1跖骨间隙近侧与足底深支吻合成足底深弓。自弓顶发出 4 条跖足底动脉，前行至跖趾关节附近各分成 2 支趾底固有动脉，并走行于第 2~5 趾相对缘的趾底，营养各趾，如图 2—9 所示。足底外侧静脉与足底外侧动脉伴行。

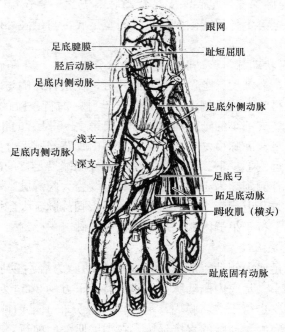

图 2—9　足底动脉

跟网
足底腱膜
趾短屈肌
胫后动脉
足底内侧动脉
足底外侧动脉
足底内侧动脉 { 浅支　深支 }
足底弓
跖足底动脉
踇收肌（横头）
趾底固有动脉

六、足部神经

1. 足背部神经

（1）腓深神经。腓深神经为腓总神经的分支，在小腿前区肌间下行，经踝关节前方、伸肌支持带深面、足背动脉内侧，踇长伸肌与踇短伸肌之间向下前行，分为内、外侧两支终支。内侧终支向远侧，经第 1 骨间背侧肌表面，分布于第 1 趾蹼及踇趾与第 2 趾相对缘的皮肤；外侧终支行于踇短伸肌深面，分支分布于踇短伸肌、趾短伸肌、跗跖及跖趾关节等处。

（2）腓浅神经。腓浅神经为腓总神经的另一分支，下行于腓骨长、短肌之间，至小腿中下 1/3 处，经腓骨长肌前缘浅出于皮下，过踝关节前方、伸肌上、下支持带的浅面，至足背，分布于小腿前外侧及足背的皮肤（第 1 趾蹼及第 1 趾、第 2 趾相对缘的皮肤之外）。

腓浅神经在足背部分支为足背内侧皮神经和足背中间皮神经。足背内侧皮神经又分为内侧支和外侧支。内侧支分布于拇趾内侧和足内侧缘皮肤，并可与隐神经和腓深神经分支吻合。外侧支分布于第 2 趾、第 3 趾背的相对缘。足背中间皮神经也分内、外侧支。内侧支分布于第 3 趾、第 4 趾相对缘皮肤；外侧支分布于第 4 趾、第 5 趾相对缘皮肤，并与腓肠神经间有交通支。

（3）隐神经。隐神经为股神经分支，沿小腿内侧下行，与大隐静脉伴行，经内踝前方，走行于足内侧缘，分支分布于足内侧缘皮肤，有时可达拇趾内侧皮肤。

（4）腓肠神经。腓肠神经由腓肠内侧皮神经与腓神经交通支在小腿后面汇合而成，下行于小腿后外侧，与小隐静脉伴行，经外踝后下方，改名为足背外侧皮神经，沿足外侧前行至小趾末节基底部，分布于足外侧缘皮肤。

2. 足底部神经

（1）足底内侧神经。足底内侧神经为胫神经分支之一，如图 2—10 所示。该神经与足底内侧血管伴行，走行于足底内侧沟内，发出 3 支趾足底总神经，前行至跖趾关节近侧处。各支趾足底总神经又分 2 支，即趾足底固有神经，走行于第 1～3 趾下面的相邻缘。足底内侧神经皮支支配足底内侧皮肤、拇趾内侧及第 1～4 趾下面相邻缘皮肤；肌支支配拇展肌、拇短屈肌、趾短屈肌和第 1 蚓状肌等。

（2）足底外侧神经。足底外侧神经为胫神经的另一分支，如图 2—10 所示。足底外侧神经经拇展肌深面，斜向前外侧，行于趾短屈肌与足底方肌之间，至足底外侧沟处，前行至第 5 跖骨底处分为浅、深支。浅支分为 2 支趾足底固有神经，其中一支分布于第 4 趾、第 5 趾相邻缘；另一支走行于第 5 趾下面的外侧缘，分布于相应的区域。浅支有分支，分支与足底内侧神经吻合。深支与足底深弓伴行，并发出若干肌支。足底外侧神经皮支分布于足底外侧皮肤、第 4 趾、第 5 趾下面相邻缘和第 5 趾下面外侧皮肤等处；肌支支配足底方肌、小趾展肌、小趾短屈肌。第 2 蚓状肌、第 3 蚓状肌、第 4 蚓状肌、蹞收肌、骨间背侧肌和骨间足底肌等。

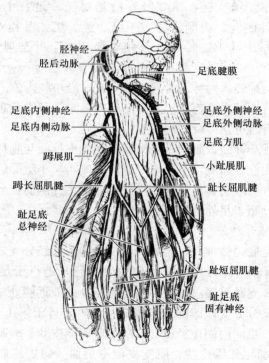

图 2—10　足底神经

模块二　足部反射区的解剖定位和生理功能

　　人体的各脏腑器官在足部都有其相对应的反射区，通过刺激足部反射区可起到保健作用，人体足部有 60 多个反射区，如图 2—11 和图 2—12 所示。人体每个器官分布在足部的反射区都有一定规律，绝大多数反射区的在双足的分布相同，仅有少数反射区只分布于左足或右足上，多数反射区在同一足部只有一个位置，少数反射区在同一足部有两个或两个以上的反射点位置弄清每个反射区的相对位置是进行足部按摩诊治和自我保健的前提条件。目前各国学者对足部反射区尚有不同的观点，本教材仅就一般认可的划分方法作如下归纳。

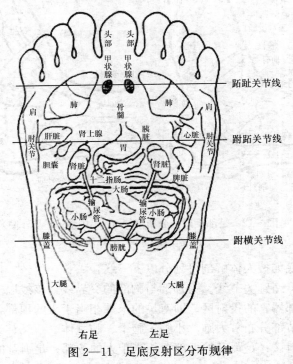

图 2—11　足底反射区分布规律

一、足部反射区分布规律

1. 上下对应规律

我们将左右足底反射区的位置图拼起来，如图 2—11 所示，可以发现一个将两腿向上盘曲而坐的人形，这个屈腿而坐人的各器官位置高低有序地从足趾向足跟方向排列，即足趾是头颈部器官的投射区，足心部为胸腹腔脏器的投射区，足跟部则是盆腔脏器的投射区。足的外侧自上而下是肩、肘、膝等部位，足的内侧构成足弓的一条线，相当于人的脊椎（颈椎、胸椎、腰椎、骶骨），如图 2—12 所示。

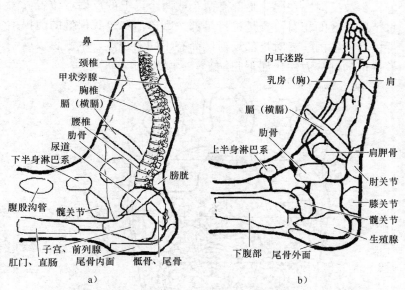

鼻
颈椎
甲状旁腺
胸椎
膈（横膈）
腰椎
肋骨
尿道
下半身淋巴系
膀胱
腹股沟管
髋关节
子宫、前列腺
肛门、直肠 尾骨内面 骶骨、尾骨
a）

内耳迷路
乳房（胸）
肩
膈（横膈）
肋骨
肩胛骨
上半身淋巴系
肘关节
膝关节
髋关节
生殖腺
下腹部 尾骨外面
b）

图 2—12　足部反射区分布规律（a 足内侧、b 足外侧）

a）足内侧　b）足外侧

足底如按人体解剖可划分以下三线：

（1）跖趾关节线。为颈部与胸部的交界线，该线以上部位为头、颈部器官的投射区。即双足的末端相当于头的顶部，如足拇趾的末节部分布着大脑、小脑·脑干、脑垂体、三叉神经·颞叶四个反射区；足拇趾的根部，相当于人的颈部；足拇趾的末端和其余四趾的末端，是额窦的反射区；第二、三趾末节部下至根部，是眼的反射区；第四、五趾末节部下至根部，是耳的反射区。

（2）跗跖关节线。为胸部与腹部的交界线，该线以上部位与跖趾关节线之间为胸部器官的投射区，分布着肺及心脏。

（3）跗横关节线。由跟骰关节及距跟舟关节联合构成，为腹腔与盆腔脏器的分界线，该线以上部位至跗跖关节线之间为腹腔器官的投射区，分布着胃、肠、胰、肝胆（右侧）、脾（左侧）、肾等器官；跟骰关节线以下部位至足跟部为盆腔器官的投射区，分布着生殖器官（子宫、卵巢、前列腺）、膀胱、尿道（阴道）、肛门等。

2. 左右对应规律

人体相关器官在反射区具有同侧投射的规律，即右足投影人体右半身脏器，如肝、胆脏器位于右侧腹部，足上的肝、胆脏器投射区也位于右侧；左足投影人体左半身脏器，如心、脾脏器偏于左胸部，足上的心、脾脏器投射区也位于左足上。位于身体外侧的器官投射到足的外侧，如肩关节、肘关节、髋关节、膝关节的反射区则位于两足的外侧缘。位于身体中线的器官则投射到足的内侧，如人体脊柱的反射区位于两足的内侧缘。足背是人的正面，足底是人的背面。

3. 交叉对应规律

人体颈项以上组织器官在足部的反射区有左右交叉分布规律，即左侧的额窦、三叉神经、小脑及脑干、鼻、大脑半球、颈项、眼、耳等反射区分布于右足上，而右侧头颈部的同名反射区分布在左足上。颈项以下组织器官的反射区不发生交叉分布。

此外，绝大多数反射区的分布双足相同，仅有少数反射区只分布于左足或右足上

如心、脾、降结肠、乙状结肠及直肠、肛门反射区只分布在左足上，而肝、胆囊、盲肠及阑尾、回盲瓣和升结肠反射区只分布于右足上。

多数反射区在同一足部只有一个位置，少数反射区在同一足部有两个或两个以上的位置，如眼、耳、生殖腺、肛门和直肠、肋骨、尾骨、髋关节、坐骨神经、扁桃体、额窦等反射区有多个位置。

上肢与下肢对应：踇指与跟趾相对应；手指与足趾相对应；腕部与踝部相对应；前臂与小腿相对应；尺侧与腓侧相对应；桡侧与胫侧相对应；肘部与膝部相对应；上臂与大腿相对应；肩关节与髋关节相对应；颈部与尾部相对应；肩带与骨盆带相对应。

二、足部反射区的解剖定位和生理功能

为了进一步理解人体各器官部位在足部的反射区，现将人体各部位器官的解剖定位和生理功能及其相对应反射区位置分别叙述如下。

1. 足心部

足心部包括肾上腺、肾、输尿管、膀胱和腹腔神经丛 5 个反射区，这 5 个反射区可以作为足部反射区按摩的首要部位。

（1）肾上腺

1）解剖位置：肾上腺位于肾的上端，左右各一。右侧的呈三角形，与肝相连。左侧的近似半月形，与胃为界。每个肾上腺约重 7 g，肾上腺由表面的肾上腺皮质和内层的肾上腺髓质构成。

2）生理功能：肾上腺皮质分泌激素，包括糖皮质激素、盐皮质激素，其功能是维持体内水盐代谢的平衡、糖和蛋白质代谢的平衡等。此外，肾上腺皮质还有分泌性激素的功能。肾上腺皮质对人体极为重要，如将两侧皮质全部切除，可导致死亡。肾上腺髓质是人体的应急器官，分泌肾上腺素及去甲肾上腺素，但以前者为主。这两种激素平时分泌甚少，当情绪激动时则大量分泌，两者都能使小动脉收缩，血压上升，心跳加强、加快，对机体起应急的作用；后者可使全身小动脉明显收缩，血压升高，具有抢救、抗休克等作用。

3）反射区位置：肾上腺反射区位于双足足掌第 2 蹠骨与第

3 蹠骨间，足底部所形成的"人"字形交叉点稍外侧凹陷处，如图 2—13 所示。

4）适应病症：各种感染病症、肾上腺皮质功能亢进或低下、心律不齐、昏厥、炎症、各种过敏症、哮喘、风湿症、糖尿病、腰膝酸软、下肢无力、阳痿、早泄、遗精及不育症、肾上腺皮质不全等病症。

（2）肾

1）解剖位置：肾位于脊柱的两侧、腹膜的后方，紧贴腹后壁，左右各一，形似豇豆。左右肾并不同高，右肾因受肝的影响，一般较左肾低 1～2 cm（即半个椎体高度）。两肾均稍向外下方倾斜，故两肾上端相距较近，下端则较远。肾的位置存在个体差异。一般左肾上端平第 11 胸椎下缘至第 2～3 腰椎椎间盘之间；右肾在肝脏下方，比左肾低 1～2 cm，上端平第 12 胸椎上缘，下端平第 3 腰椎上缘。两肾上端距正中线较近，下端距正中线较远，约成八字形排列。

2）生理功能：肾是人体特别重要的产尿排泄器官，它以尿的形式排泄人体代谢过程中产生的废物（尿素、尿酸等）和多余的水分，保持体内细胞生存环境的相对平衡和人体代谢的正常运行。肾的泌尿活动，有以下功能：

①排出机体新陈代谢过程中产生的废物和多余水分。

②调节细胞外液量和血液的渗透压。

③保留体液中的重要电解质，如钠、钾、碳酸氢盐以及氯离子等。

④排出过剩的电解质，尤其是氢离子。因此，肾能调控体液中大多数晶体成分的浓度，在维持机体的内环境相对平衡和稳定方面，起着很重要的作用。此外，肾还有产生生物活性物质的功能，例如，产生促红细胞生成素和肾素等。

3）反射区位置：肾反射区位于双足足掌第 2、3 蹠骨近端所形成的"人"字形交叉后方中央凹陷处，如图 2—14 所示。

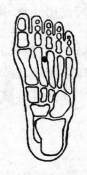
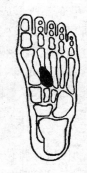

图 2—13　肾上腺反射区　　　　图 2—14　肾反射区

4) 适应病症：各种肾脏疾病，如急慢性肾炎、肾功能不良、肾结石、前列腺肥大、头痛、阳痿、早泄、不育症、遗精、尿毒症、水肿、风湿症、关节炎、高血压、泌尿系统感染及其他疾病等。

（3）输尿管

1) 解剖位置：输尿管位于腹后壁，左右各一，为细长略扁的肌性管道。沿着脊柱（腰部）两侧下行，越过髂总动脉的浅面入盆腔，经过盆底最后斜穿膀胱壁（在膀胱壁内斜行通过大约 2 cm，可起瓣膜作用，防止尿液逆流）。开口于膀胱腔内，左右输尿管长度大致相等。管径 4～7 mm，全长 25～30 cm。输尿管全长有三个狭窄处，一个在肾盂和输尿管移行处，一个在小骨盆上口越过髂总动脉处，另一个在斜穿膀胱壁处，这些狭窄处都是肾结石易滞留的地方。

2) 生理功能：是输送尿液至膀胱的管道。

3) 反射区位置：输尿管反射区位于双足足掌肾脏反射区至膀胱反射区之间，呈弧线状的一个区域，如图 2—15 所示。

4) 适应病症：输尿管结石、发炎，输尿管狭窄，排尿困难，泌尿系统感染等病症。

（4）膀胱

1) 解剖位置：膀胱位于骨盆腔内，前面贴耻骨联合后面，膀胱上接输尿管，下连尿道，正常成人膀胱的容积平均为350～500 mL，最大可达800 mL。

男性膀胱下接前列腺，后面与直肠、精囊腺、输精管相邻，女性则与阴道上部和子宫相邻。所以，妇女怀孕后，小便短而多，主要是子宫膨大后压迫膀胱的结果。充盈时，可达耻骨联合上缘上方2 cm或更高。它是一个储存尿液的中空性肌性器官，伸缩性较大，它的形状、大小、位置和壁的厚薄，是随着膀胱本身尿液的充盈程度及周围器官的充盈状态而有很大的变化。一般不超过耻骨联合上缘，空虚时呈锥体形，充盈时呈卵圆形。

2）生理功能：暂时储存尿液的功能。

3）反射区位置：膀胱反射区位于内踝前下方双足足掌内侧舟骨下方，踇展肌侧旁，如图2—16所示。

4）适应病症：膀胱结石、尿潴留、泌尿系统感染、遗尿及其他泌尿系统与膀胱疾病。

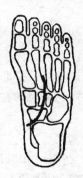　　　　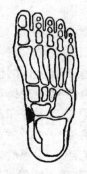

图2—15　输尿管反射区　　　　图2—16　膀胱反射区

（5）腹腔神经丛

1）解剖位置：腹腔神经丛又称太阳丛，分布于腹腔器官的周围，是交感神经及副交感神经的分支，是最大的植物神经丛。

在膈肌内侧脚及主动脉裂孔的前方，围绕腹腔动脉和肠系膜上动脉的周围，两侧肾上腺之间，分布着许多大小不等、形状不同的交感神经节，并在节与节之间以小的神经支相连，其中常有一对最大的节，为半月神经节，另有一个较小的节，为肠系膜上神经节。内脏大、小神经，腰交感干上位神经节，两侧迷走神经，两侧膈神经的各分支均参与组成腹腔神经丛，并由该丛发出许多分支，参加组成膈神经丛，肝神经丛，胃神经丛，脾神经丛，肾神经丛，肠系膜上、下神经丛，肾上腺神经丛和精索神经丛等。这些神经丛均伴有同名动脉，走向并分布到周围各个器官。腹腔神经丛在大脑支配下，管理腹腔内腔器官的活动。

2）生理功能：调节胃肠等脏器的功能。

3）反射区位置：腹腔神经丛反射区位于双足足掌中心，分布在肾反射区与胃反射区附近，如图2—17所示。

4）适应病症：情绪不好引起的神经性胃肠道病症（如胃痉挛、胃肠胀气、腹泻、呕吐、腹部膨胀、气闷、胃痛等）、烦恼、失眠、打呃等病症。

2. 足趾部

足趾部包括额窦、头部（大脑）、垂体、小脑及脑干、鼻、三叉神经、颈项部、眼、耳9个反射区，它们与人体头部各器官相对应。头部是人体的神经中枢和颜面五官所在，是非常重要的部位。由于神经的交叉走向，左侧头部器官的反射区在右足，右侧头部器官的反射区在左足。

（1）额窦

1）解剖位置：额窦位于前额额骨内，在眉弓和眉目的深面，开口于中鼻道，是与鼻腔相通的含气腔隙，以中隔分为左右两部分。

2）生理功能：额窦对发音起共鸣作用。

3）反射区位置：额窦反射区位于10个足趾的趾端，右边额窦在左足，左边额窦在右足，如图2—18所示。

4）适应病症：脑卒中（又称脑血管意外）、脑震荡、鼻窦炎、头痛、头晕、失眠，以及眼、耳、鼻、口腔等疾病。

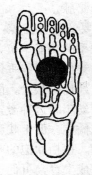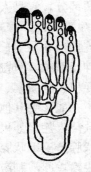

图 2—17　腹腔神经丛反射区　　　　　图 2—18　额窦反射区

（2）头部（大脑）

1）解剖位置：头部最重要的器官是人的大脑。大脑位于颅腔之中，包括左右两个大脑半球。一般重量为 1 200～1 500 g，约构成人体重量的 1/50。包括大脑皮质、基底神经核、白质（又称髓质）、侧脑室四部分。

2）生理功能：人的大脑皮层高度发达，是高级神经活动的物质基础。机体各种功能的最高中枢在大脑皮层，所以大脑是机能最高调节机构，具有感觉分析功能、调节躯体运动及内脏活动功能、调节体温、生殖机能以及语言、学习、记忆、思维等高级功能。

3）反射区位置：大脑反射区位于双足踇趾趾腹全部；右半球大脑的反射区在左足上，左半球大脑的反射区在右足上，如图2—19所示。

4）适应病症：高血压、低血压、脑卒中、脑震荡、癫痫、休克、震颤麻痹、癔症、神经分裂症、头痛、头晕、失眠、神经衰弱、神志不清。

（3）垂体

1）解剖位置：垂体重 0.5～0.7 g，位于大脑半球下蝶骨的垂体窝内，与间脑相连，呈椭圆形，淡红色。可分为腺垂体和神经垂体两部分，它是人体内最重要的内分泌腺。

2）生理功能：腺垂体是人体内最重要的内分泌腺，并借一蒂与脑连接，它与下丘脑构成一个紧密联系的功能单位，起到上连中枢神经系统，下接其他内分泌腺的桥梁作用。腺垂体分泌生长素、促甲状腺激素、促肾上腺皮质激素及性腺激素，能促使肌体生长，并能影响其他内分泌腺的活动。幼年时这种激素分泌过多可导致巨人症，如果分泌不足可导致侏儒症。促甲状腺激素可促进甲状腺分泌甲状腺激素；促性腺激素，包括卵泡的刺激素和黄体生成素，卵泡刺激素可促进卵泡的生成发育，可促进男性精子的生成。神经垂体不具有分泌功能，只具有释放下丘脑分泌的抗利尿激素、催产素，其功能使血压上升、尿量减少和子宫收缩。

3）反射区位置：垂体反射区位于双足蹈趾趾腹中央部位，在大脑反射区深部，如图2—20所示。

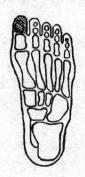
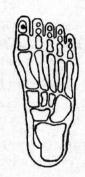

图2—19　大脑反射区　　　　　图2—20　垂体反射区

4）适应病症：各种内分泌失调（甲状腺、甲状旁腺、肾上腺、生殖腺、脾、胰等功能失调）、平衡营养；小儿智力发育不全、遗尿、糖尿病、高血压、更年期综合征等病症。

（4）小脑及脑干

1）解剖位置：小脑位于延髓与脑桥的背侧，大脑枕叶的下方，即颅后窝内。脑干自下而上，依次由延髓、脑桥、中脑组成，位于小脑前方，大脑半球和脊髓之间。脑干表面有第3对至第12对脑神经分布。

2）生理功能：小脑的主要机能是参与管理和维持身体平衡、调节肌肉紧张和保证运动中各肌肉的协调运动。

脑干与脊髓一样具有反射和传导机能。反射机能是指由躯体或内脏传入神经的刺激引起躯体和内脏的反应。传导机能是指能承上启下地传导各种上行或下行的神经冲动。在脑干内还有许多重要的调节人体生命活动的神经中枢，如呼吸中枢、血管运动（舒张）中枢和心跳中枢，还有调节吞咽、呕吐、出汗和胃分泌的中枢等。

3）反射区位置：小脑及脑干反射区位于双足蹞趾腹根部，靠近第2节趾骨处。右半部小脑及脑干的反射区在左足；左半部小脑及脑干的反射区在右足，如图2—21所示。

4）适应病症：脑震荡、高血压、失眠、头痛、头晕、共济失调等症。

（5）鼻

1）解剖位置：鼻是呼吸道的起始部分，与外界相通，既是嗅觉器官，又是呼吸和协助发音（共鸣作用）的器官。鼻分外鼻、鼻腔及副鼻窦三部分。

2）生理功能：鼻是嗅觉器官，能感受嗅觉的刺激，也是呼吸器官，可过滤空气，滤去其中的细菌和灰尘，并能调节吸入空气的温湿度，使空气暖化湿润。

3）反射区位置：鼻反射区位于双足蹞趾腹内侧延伸到蹞趾趾甲的根部，第1趾关节前。右鼻的反射区在左足上，左鼻的反射区在右足上，如图2—22所示。

4）适应病症：鼻塞、流鼻涕和急慢性鼻炎、过敏性鼻炎、鼻窦炎及上呼吸道感染等疾病。

（6）三叉神经

1）解剖位置：三叉神经位于头颅两侧，为最粗大的混合性脑神经，连于脑桥基底部外侧。三叉神经包括眼神经、上颌神经、

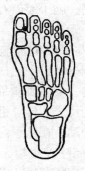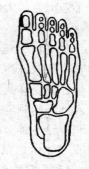

图 2—21　小脑及脑干反射区　　　　图 2—22　鼻反射区

下颌神经，分别分布于脑腔、鼻腔、口腔各器官，其末梢神经分布于面部皮肤。

2）生理功能：三叉神经由面部的感觉神经及支配咀嚼肌的运动神经组成。它支配眼部、上下颌、口腔及颜面皮肤和肌肉的感觉与运动。

3）反射区位置：三叉神经反射区位于双足踇趾近第1节外侧中上段。右侧三叉神经的反射区在左足，左侧三叉神经的反射区在右足，如图 2—23 所示。

4）适应病症：三叉神经痛，面部神经麻痹，腮腺炎，听觉、味觉、嗅觉功能障碍，失眠，牙疼，脑震荡，高血压，头痛，头晕，共济失调等症。

（7）颈项部

1）解剖位置：颈项位于头与胸部之间，前部称为颈部，后部称为项部。

2）生理功能：颈项部是头部与躯体的连接纽带，能支持头部、协调头部完成各个方位的运动。

3）反射区位置：颈项部反射区位于双足踇趾根部横纹处呈带状的区域，敏感点在趾面内侧。右侧颈项部的反射区在左足，左侧的颈项部反射区在右足，如图 2—24 所示。

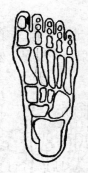

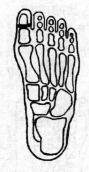

图 2—23 三叉神经反射区　　　图 2—24 颈项部反射区

4）适应病症：颈项僵硬、颈项酸痛、各种颈椎病、软组织损伤及高血压、落枕、近视等病症。

（8）眼

1）解剖位置：眼是人体感受光刺激的器官，由眼球及其辅助装置（附属器）两部分组成。眼球近似球形，位于颅骨眼眶内，后端由视神经连于间脑，是视器的主要部分，能感受光波的刺激，并将兴奋冲动经视神经传导至脑中枢而引起视觉；眼球的附属结构是由保护、运动和支持眼球的一些组织组成，如眼睑、结膜（护眼器）、泪器、眼肌以及眼眶内筋膜和脂肪等。

2）生理功能：眼具有感受光刺激的作用。

3）反射区位置：眼反射区位于双足第 2 趾与第 3 趾根部（包括足底与足趾两侧的位置）。右眼反射区在左足上，左眼反射区在右足上，如图 2—25 所示。

4）适应病症：眼部各种疾病，如近视眼、老花眼、远视眼、青光眼、白内障及眼底出血、结膜炎、角膜炎等病症。

（9）耳

1）解剖位置：耳又称前庭蜗器（位听器），由外耳、中耳和内耳三部分组成。外耳和中耳是传导声波的装置，内耳是接受声波和位觉刺激的感受器。

2）生理功能：耳具有接受声波和位觉刺激，并传导听觉和平衡觉入脑的功能。

3）反射区位置：耳反射区位于双足第 4 趾与第 5 趾根部（包括足底和足趾两侧的位置）。右耳反射区在左足，左耳反射区在右足上，如图 2—26 所示。

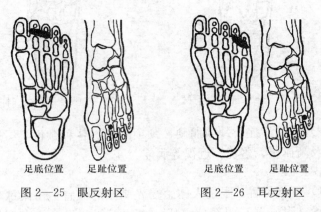

足底位置　足趾位置　　　　足底位置　足趾位置

图 2—25　眼反射区　　　图 2—26　耳反射区

4）适应病症：各种耳疾（耳炎、耳鸣、重听）、平衡障碍及鼻咽部疾病等病症。

3. 足掌前部

足掌前部包括斜方肌、肺及支气管、甲状腺、甲状旁腺、心 5 个反射区，它们大体上与人体的左侧胸背部相对应。

（1）斜方肌

1）解剖位置：斜方肌位于项部和背部的浅层，为三角形的阔肌，左右二肌合成斜方形，故称斜方肌。

2）生理功能：斜方肌上部肌束收缩可使肩胛骨上提、后缩、上回旋；下部肌束收缩可使肩胛骨下降、后缩、上回旋；全肌收缩可使肩胛骨后缩，即牵引肩胛骨向脊柱靠拢。

3）反射区位置：斜方肌反射区位于双足足底，在第 2、3、4、5 趾的后方呈一横带状（在眼、耳反射区后方），如图 2—27 所示。

4）适应病症：肩周炎、颈部及肩背疼痛、手臂无力、酸疼麻木、落枕、前斜方肌综合征即颈肩上肢手麻酸痛无力的症状、颈项部劳损等症。

（2）肺及支气管

1）解剖位置：肺位于胸腔内纵隔两侧，左右各一，质软而富有弹性，似海绵状，中间为心脏。气管入肺后经过多次分支，越分越细，形成支气管树。

2）生理功能：肺是进行气体交换的主要场所。为了维持人体的新陈代谢和功能活动，必须不断从外界摄取氧气并将二氧化碳排出体外。

3）反射区位置：肺及支气管反射区位于双足斜方肌反射区后方（向足跟方向），自甲状腺反射区向外到肩反射区处约一横指宽的带状区域。自肺反射区中部（横带中部）向第 3 趾延伸，呈一竖条状区域的是支气管敏感带，如图 2—28 所示。

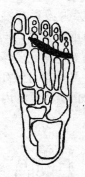
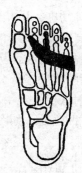

图 2—27　斜方肌反射区　　　　图 2—28　肺及支气管反射区

4）适应病症：上呼吸道感染、支气管过敏疾患、肺炎、哮喘、肺结核、肺气肿、胸闷等病症。

（3）甲状腺

1）解剖位置：甲状腺位于颈前部，呈棕红色，由两个侧叶和一个甲状腺峡组成。是成年人最大的一个内分泌腺，一般与第 5～7 颈椎及第 1 胸椎相对，由颈深筋膜固定在喉软骨上，质柔软，重 20～40 g。

2）生理功能：甲状腺是碘的储存器，能分泌甲状腺激素，对促进细胞氧化和机体的新陈代谢、促进机体的正常生长和发育，尤其对骨骼和神经系统的发育十分重要。

3）反射区位置：甲状腺反射区位于双足足底第1蹠骨与第2蹠骨缝处，向下延伸至第1蹠骨的1/2处，再向内成弯带状区域，如图2—29所示。

4）适应病症：甲状腺机能亢进或低下、急慢性甲状腺炎、甲状腺肿大、失眠、心悸、情绪不稳、婴幼儿身材短小、生殖器官发育不全、肥胖等病症。

（4）甲状旁腺

1）解剖位置：甲状旁腺（又称为副甲状腺）位于甲状腺侧叶后面。一般有上、下两对，为淡黄棕色的圆形或成扁平长形的小体，每个重0.05～0.3 g。

2）生理功能：甲状旁腺分泌的甲状旁腺激素有维持和调节体内钙、磷代谢的作用。既有保持血钙的正常含量，同时可抑制肾小管对磷的重吸收，从而增加磷的排出等作用。若该腺全部被切除，血钙的浓度降低会出现手足搐搦，严重者可致死亡。

3）反射区位置：甲状旁腺反射区位于双足足掌内缘第1蹠趾关节前方凹陷处，如图2—30所示。

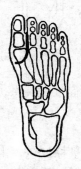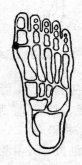

图2—29　甲状腺反射区　　　图2—30　甲状旁腺反射区

4）适应病症：甲状旁腺功能低下引起的缺钙症状，如筋骨疼痛、抽筋、手足麻痹或痉挛、指甲脆弱、骨质疏松等病症。

（5）心

1）解剖位置：心是中空性肌性器官，位于胸腔内的前纵膈的下部，膈肌上方，两肺之间，周围被心包所包裹。心约 2/3 的部分在前正中线的左侧，1/3 在前正中线的右侧。

2）生理功能：心是心血管系统的动力器官。它有节律地、周而复始并终生不息地搏动，以推动并维持血液不间断地循环，从而保证身体各部组织器官血液供给。

3）反射区位置：心的反射区位于左足足掌第 4 跖骨与第 5 跖骨间，在肺的反射区后方（向足跟方向），如图 2—31 所示。

4）适应病症：心血管系统的疾患、心绞痛、心肌梗塞的恢复期、心力衰竭的恢复期、心律不齐、心肌炎、动脉硬化、血脂偏高等心脏缺损及循环系统的疾病。

4. 左足掌中部

左足掌中部包括胃、胰、十二指肠、横结肠、降结肠、乙状结肠及直肠、小肠、肛门、脾共 9 个反射区，它们基本上与人体左腹部相对应。

（1）胃

1）解剖位置：胃是消化管最膨大的部分，胃大部分位于左季肋区，小部分位于腹上部，入口为贲门（第 11 胸椎左侧），上与食道相接，出口为幽门（第 1 腰椎右侧），下连十二指肠。

2）生理功能：胃具有暂时容纳食物、分泌胃液，初步消化食物（物理和化学消化），吸收少量的氨基酸、水分和酒精等物质的功能。

3）反射区位置：胃反射区位于双足足掌第 1 蹠骨小头后方（向足跟方向），约一横指幅宽，如图 2—32 所示。

4）适应病症：胃部疾患，如恶心、呕吐、胃痛、胃胀、胃酸过多、消化不良、胃下垂、急慢性胃炎等消化系统疾病。

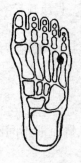 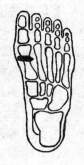

图 2—31　心反射区　　　　　　图 2—32　胃反射区

（2）胰

1）解剖位置：胰位于胃的后方，横贴于腹后壁，平第 1、2 腰椎处。胰外形狭长，呈三棱形，为一条长扁形的实质柔软而致密，呈灰红色的腺体，长 12.5～15 cm，重约 70 g。

2）生理功能：胰兼有外分泌部和内分泌部功能，为人体第二消化腺。前者分泌胰液，可对分解蛋白、糖类和脂肪起消化作用。内分泌部分泌胰岛素，可调节血糖的代谢。

3）反射区位置：胰反射区位于双足足掌底面内侧，第 1 蹠骨体中下段，胃反射区与十二指肠反射区之间，如图 2—33 所示。

4）适应病症：消化系统及胰脏本身功能不良引起的消化系统疾病，如糖尿病、胰腺炎等病症。

（3）十二指肠

1）解剖位置：十二指肠位于右上腹，是小肠的起始部分，全长 25～30 cm，上接胃的幽门，下连空肠，呈 C 字形包围着胰头，有十二指肠乳头（是胆总管和胰导管的共同开口）开口于该部。

2）生理功能：是消化营养物质的重要器官。

3）反射区位置：十二指肠反射区位于双足足掌底面内侧第 1 楔骨前缘与第 1 蹠骨前方（向足趾方向），胃及胰脏反射区的后方（向足跟方向），如图 2—34 所示。

4）适应病症：胃与十二指肠疾病，如腹胀、消化不良、十二指肠溃疡、食欲不振等病症。

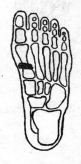 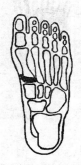

图 2—33　胰反射区　　　　图 2—34　十二指肠反射区

（4）横结肠

1）解剖位置：横结肠位于腹部，全部被腹膜所包裹。起自右上腹部结肠右曲，接升（上行）结肠后向左腹部至脾脏下方转向下接降（下行）结肠。后方借横结肠系膜附着于右肾、十二指肠与胰腺的前面。

2）生理功能：横结肠具有吸收营养物质，运送食物残渣的功能。

3）反射区位置：横结肠反射区位于双足足掌中间，横越足掌，呈一横带状区域，如图 2—35 所示。

4）适应病症：消化系统疾患，如腹泻、腹痛、肠炎等病症。

（5）降结肠

1）解剖位置：降结肠位于腹后壁左侧，起于结肠左曲，与横结肠相接，沿腹后壁左侧下降至左髂嵴处，移行于乙状结肠。

2）生理功能：具有吸收营养物质，运送食物残渣的功能。

3）反射区位置：降结肠反射区位于左足足掌中部，沿骰骨外缘下行至跟骨外侧前缘，与足外侧线平行成竖条状区域，止于足跟前沿，如图 2—36 所示。

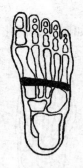
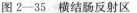
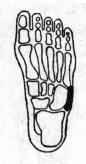

图 2—35　横结肠反射区　　　图 2—36　降结肠反射区

4）适应病症：消化系统疾病，如腹泻、腹痛、肠炎等病症。

（6）乙状结肠及直肠

1）解剖位置：乙状结肠位于左下腹髂窝内，呈乙字形弯曲，上接降结肠，向下进入盆腔至第 3 腰椎水平与直肠相接，后方借乙状结肠系膜连于腹后壁。直肠位于左下腹盆腔内，骶尾骨的前方，长 12～15 cm，上端接乙状结肠，下端终于肛门。

2）生理功能：乙状结肠及直肠运送食物残渣（大便）至肛门的功能。

3）反射区位置：乙状结肠及直肠反射区位于左足足掌跟骨前缘，呈一横带状区域，如图 2—37 所示。

4）适应病症：乙状结肠及直肠疾病，如乙状结肠及直肠炎症、便秘、腹泻等病症。

（7）小肠

1）解剖位置：蟠曲于腹腔的中、下部，分为十二指肠、空肠、回肠三部分。上端起自胃的幽门，下端连接大肠的盲肠，长 5～7 m。

2）生理功能：小肠是食物消化吸收最重要的场所，小肠能不断蠕动，使内容物向前推移，同时，分泌肠液进行消化并吸收营养成分。小肠有淋巴组织，起灭菌消毒的作用。

3）反射区位置：小肠反射区位于两足足掌底面中部凹入区

域，被升结肠、横结肠、降结肠、乙状结肠及直肠反射区包围，如图 2—38 所示。

4）适应病症：消化系统疾病，如胃肠胀气、腹泻、腹痛、急性慢性肠炎等病症。

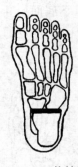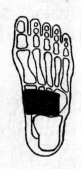

图 2—37　乙状结肠及　　　　图 2—38　小肠反射区
　　　　直肠反射区

（8）肛门

1）解剖位置：肛门口位于会阴中心体的稍后方，肛门在骶骨尖端前正方约 4 cm 处，是直肠下接处的器官，是粪便排出体外的出口，肛门口受肛门内外括约肌控制。

2）生理功能：控制粪便排出。

3）反射区位置：肛门反射区位于左足底面内侧、足跟的前缘，乙状结肠及直肠反射区的末端，如图 2—39 所示。

4）适应病症：痔疮、便秘、肛门下垂等病症。

（9）脾

1）解剖位置：脾位于左季肋区的后外侧，下方与横结肠脾曲相邻，上方与膈肌相贴，右前方与胃相邻，后下方为左肾及肾上腺，恰与第 9～11 肋骨相对，其长度与第 10 肋骨相一致。脾是一个略呈长扁椭圆形的淋巴器官，其大小因人而异，质软而脆，呈暗红色，脾的重量为 100～200 g。在第 9～11 肋部受暴力打击易导致脾破裂，造成致命性出血。

2）生理功能：脾属于淋巴系统，能产生淋巴细胞和抗体，参与体内免疫反应；还有储血机能，能储血 200 mL 左右，储有约 30％血小板；能吞噬死亡和衰老的红细胞、细菌和清除血液中的其他异物。

3）反射区位置：脾反射区位于左足掌底面第 4 趾、第 5 趾间缝的垂直延长线上，心脏反射区后（向足跟方向）的一横指处，如图 2—40 所示。

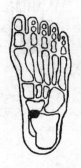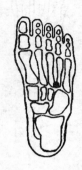

图 2—39 肛门反射区   图 2—40 脾反射区

4）适应病症：贫血、血小板减少、皮肤病、食欲不振、消化不良、发热、炎症以及免疫能力低下等症。

以上 9 个反射区可被概括为：三点一线（胃、胰、十二指肠反射区）、三线一面（横结肠、降结肠、乙状结肠及直肠和小肠反射区）和两个对角点（左上角脾反射区、右下角肛门反射区）。

5. 足跟部

足跟部包括生殖腺、前列腺或子宫、尿道及阴道 3 个反射区，它们基本上与人体盆腔器官相对应。

（1）生殖腺

1）解剖位置：男性生殖腺是睾丸，睾丸位于阴囊内，左右各一，为呈卵圆的内分泌器官。女性生殖腺是卵巢，位于骨盆内，左右各一，为呈扁椭圆形的内分泌器官。

2）生理功能：男性生殖腺具有产生精子和分泌雄性激素等

功能；女性生殖腺具有生产卵子和分泌雌性激素等功能。

3）反射区位置

①位置一：位于双足足掌底面及足跟中央处。

②位置二：双足足后跟外侧、外踝后下方跟腱前方的三角形区域（与前列腺或子宫反射区相对称）。睾丸、卵巢的敏感点在三角形的顶点附近；输精管、输卵管的敏感点在三角形的斜边，如图2—41所示。

4）适应病症：性功能低下、不孕、更年期综合征、月经不调、痛经等病症。

（2）前列腺或子宫

1）解剖位置：前列腺位于膀胱下方，围绕膀胱颈和尿道起始部，被尿道和射精管贯穿。后面与直肠相邻。子宫位于盆腔中央，前邻膀胱，后依直肠，是一个中空性的肌性器官。

2）生理功能：前列腺分泌乳白色的弱碱性液体，参与精液的组成，有营养精子、稀释精液和提高精子活力的作用。老年人可因前列腺结缔组织增生而形成前列腺肥大，压迫尿道，致使排尿困难。子宫是受精卵发育成长为胎儿的场所。

3）反射区位置：前列腺及子宫反射区位于双足跟骨内侧、内踝后下方的三角形区域。前列腺或子宫的敏感点在三角形直角顶点附近，尿道及阴道反射区的尽头处，如图2—42所示。

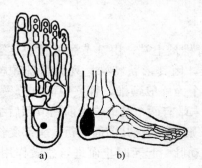
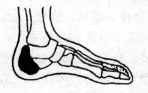

图2—41　生殖腺反射区图　　　图2—42　前列腺或子宫反射区

a）生殖腺位置一　b）生殖腺位置二

4）适应病症：男性：前列腺肥大、前列腺炎、尿频、排尿困难、尿血、尿道疼痛。女性：痛经、月经不调、子宫下垂及其他子宫疾病。

（3）尿道及阴道

1）解剖位置：男性的尿道起自膀胱，终于阴茎头，全长16～20 cm。女性的尿道从膀胱到阴道，全长3～5 cm。女性的阴道与子宫连接。

2）生理功能：男性的尿道除了排尿外尚兼有排精的功能。女性的尿道仅有排尿功能。女性阴道与子宫是女性的性交器官，也是导入精液、排出月经和分娩胎儿的通道。

3）反射区位置：尿道及阴道反射区位于双足跟骨内侧，自膀胱反射区斜向上延伸至距骨与舟骨之间缝，如图2—43所示。

4）适应病症：尿路感染、排尿困难、尿频、尿失禁、遗尿、前列腺炎、前列腺肥大、白带增多、阴道炎等病症。

以上3个反射区可被概括为：一圆（生殖腺反射区）、一面（前列腺或子宫、生殖腺反射区）、一斜线（尿道及阴道反射区）。

6. 足内侧部

足内侧部包括颈椎、胸椎、腰椎、骶骨、尾骨及臀部、坐骨神经、髋关节（内侧）、直肠及肛门、腹股沟9个反射区，它们基本上与人体的正中线（脊椎）及正中线附近的盆腔部器官相对应。

（1）颈椎

1）解剖位置：颈椎位于脊椎最上端，由7节颈椎组成，第1颈椎、第2颈椎及第7颈椎，因其形状特殊，列为特殊颈椎（环椎、抠椎、隆椎）。其余4个为一般颈椎，棘突短而有分叉，横突上有孔称为横突孔，横突末端有两个结节称为前结节和后结节。第6颈椎的前结节较大，颈总动脉经其前面上行，头部受伤严重出血时，可在此压迫颈总动脉，起暂时止血进行急救作用，故又称颈动脉结节。

2）生理功能：颈椎具有容纳和保护颈髓、颈神经根，支持头部重量及完成各种头颈部运动。

3）反射区位置：颈椎反射区位于双足踇趾跟部内侧横纹尽头处，如图2—44所示。

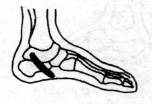

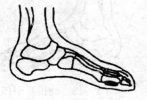

图2—43　尿道及阴道反射区　　　　　图2—44　颈椎反射区

4）适应病症：颈项僵硬、颈项疼痛，各种类型颈椎病所产生的颈项酸痛、手臂麻木及落枕等病症。

（2）胸椎

1）解剖位置：胸椎位于脊柱的上中段。其椎体从上向下逐渐增大，上接颈椎，下连腰椎，由12个胸椎骨构成。

2）生理功能：胸椎是脊柱的一部分。脊柱位于人体背部中央，作为人身体的中轴支柱。胸椎参与构成胸廓，具有支持和保护胸腔脏器的功能，还有参与脊柱运动，保护胸椎管内胸髓等作用。

3）反射区位置：胸椎反射区位于双足足弓内侧缘跖骨下方的跗跖关节至跖趾关节间，如图2—45所示。

4）适应病症：肩背疼痛、胸椎骨刺，以及胸椎疾患的治疗与保健。

（3）腰椎

1）解剖位置：腰椎位于脊柱的中下段，是脊柱的一部分。上接胸椎，下连骶骨，由五节腰椎组成。由于承受体重较大，故椎骨较为发达，为所有椎骨中最大。

2）生理功能：腰椎参与构成腹腔，具有支持和保护腹腔脏器的功能，还有参与脊柱运动，保护腰椎管内腰髓、骶髓和尾髓等作用。腰段脊髓既有神经传导机能，又有反射机能。

3）反射区位置：腰椎反射区位于双足足弓内侧缘楔骨至舟骨下方。上接胸椎反射区下连骶骨反射区，如图2—46所示。

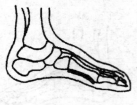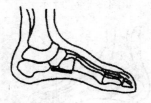

图2—45　胸椎反射区　　　　　图2—46　腰椎反射区

4）适应病症：腰背部疼痛、腰突症、腰椎慢性骨关节炎、退行性脊椎炎、腰肌劳损等病症。

（4）骶骨

1）解剖位置：骶骨位于脊柱的末段，上接腰椎，下接尾骨，由5块骶椎融合而成，呈扁平三角形，底在上顶朝下，略带弯曲。

2）生理功能：骶骨参与构成盆腔，有支持和保护盆腔内脏器及骶椎管内马尾神经等作用。

3）反射区位置：骶骨反射区位于双足足弓内侧缘距骨下方到跟骨，前接腰椎反射区，后连尾骨反射区，如图2—47所示。

4）适应病症：骶椎受伤、腰骶部疼痛、坐骨神经痛等病症。

（5）尾骨及臀部

1）解剖位置：尾骨是脊柱的末部，由3～4块退化尾椎愈合而成，尾骨甚小，呈三角形，底朝上尖朝下，借软骨和韧带上部与骶骨相连，下端游离。

2）生理功能：尾骨参与构成盆腔，有支持和保护盆腔内脏器等作用。

3）反射区位置（见图2—48）

①位置一（内尾骨）：位于双足足掌内侧，沿跟骨结节后方内侧的带状区域。

②位置二（外尾骨）：位于双足足掌外侧，沿跟骨结节后方外侧的带状区域。

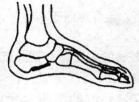

图 2—47　骶骨反射区

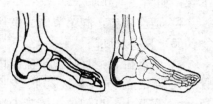

图 2—48　尾骨及臀部反射区
a）内尾骨　b）外尾骨

4）适应病症：坐骨神经疼痛、骶尾骨受伤等病症。

（6）坐骨神经

1）解剖位置：坐骨神经是全身最粗最长的神经，自梨状肌下孔出骨盆后，位于臀大肌深部，经大转子和坐骨结节间降至股后部的股二头肌与半腱肌、半膜肌之间，下行至腘窝上方分为胫神经、腓总神经。

2）生理功能：主要支配股后肌群、小腿及足肌，也是小腿和足部的重要感觉神经。

3）反射区位置：坐骨神经反射区位置有两处，如图 2—49 所示。

①双腿内踝关节后上方起，沿胫骨后缘上行至胫骨内侧髁下。

②双腿外踝前缘沿腓骨前侧上至腓骨小头处。

4）适应病症：坐骨神经痛、坐骨神经炎等病症。

（7）髋关节（内侧）

1）解剖位置：髋关节由髋骨的

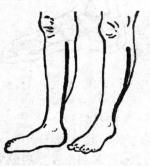

图 2—49　坐骨神经反射区

髋臼和股骨的股骨头构成，是躯体与下肢的连接结构。

2）生理功能：髋关节可作屈、伸、收、展、内旋、外转、水平屈、水平伸及环转等运动。

3）反射区位置：髋关节（内侧）反射区位于双足内侧内踝下缘，如图 2—50 所示。

4）适应病症：髋关节痛、坐骨神经痛、腰背疼痛等病症。

（8）直肠及肛门

1）解剖位置：直肠位于盆腔内，是大肠的末段，在第 3 骶骨与尾骨的前方，上接乙状结肠，下端连肛门，全长 12～15 cm，稍膨大。肛门位于骶骨尖端前正方约 4 cm 处，而在会阴中心体的稍后方，是直肠下接处，肛管连接直肠，肛门与外界交通，是粪便排出体外的出口，受肛门内、外括约肌的控制。

2）生理功能：暂时储存并控制和排出粪便等功能。

3）反射区位置：直肠及肛门反射区位于胫骨内侧后方，趾长屈肌腱间，从内踝后方向上延伸四横指的一个带状区域，如图 2—51 所示。

4）适应病症：痔疮、便秘、脱肛、直肠炎等直肠及肛门疾患。

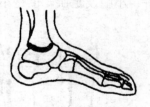

图 2—50　髋关节（内侧）
反射区

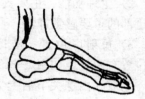

图 2—51　直肠及肛门
反射区

（9）腹股沟

1）解剖位置：腹股沟区是指下腹部两侧腹外斜肌下缘腹股沟韧带上方的三角区域，该此皮下形成一条裂隙，并有腹股沟管，男性精索、女性子宫圆韧带通过腹股沟管。当站立时，该区承担的腹内压比平卧时高出 3 倍左右，有些人的腹壁肌肉比较薄弱，憋气用力过度时，很容易引发疝气。

2）反射区位置：腹股沟反射区位于双足内侧，内踝尖上方二横指胫骨内侧的凹陷处，如图2—52所示。

3）适应病症：腹股沟疝、生殖系统方面各种疾患、性功能低下、髋关节痛等病症。

以上除坐骨神经外的其他8个反射区可被概括为：足弓弯弯一条线（足内侧缘，颈椎、胸椎、腰椎、骶骨、尾骨5个反射区连成一线，通称为足弓，与人体的脊椎相对应），一弧线［髋关节（内侧）反射区］，一延长线（直肠及肛门反射区），内踝上方点一点（腹股沟反射区）。

7.足外侧部

足外侧部包括肩胛骨、肩关节、肘关节、膝关节、髋关节（外侧）、下腹部6个反射区，它们与人体外侧（离人体正中线较远处）的器官相对应。

（1）肩胛骨

1）解剖位置：肩胛骨位于胸廓背部后外侧上方，是一块三角形的扁骨，介于第2～7肋骨之间。

2）生理功能：肩胛骨有保护胸廓后壁，协助肩关节运动的功能。

3）反射区位置：肩胛骨反射区位于双足足背，沿第4跖骨与第5跖骨之间延伸到骰骨的这一带状区域，如图2—53所示。

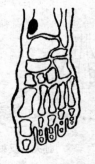
图2—52　腹股沟反射区

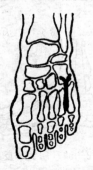
图2—53　肩胛骨反射区

4）适应病症：肩背疼痛、肩关节运动功能障碍，以及肩周炎等病症。

（2）肩关节

1）解剖位置：肩关节是人体运动系统内运动幅度最大、最灵活的关节。由肱骨的肱骨头与肩胛骨的关节盂构成。

2）生理功能：肩关节可做屈、伸、内收、外展、旋前、旋后、水平屈、水平伸及环转等运动。

3）反射区位置：肩关节反射区位于双足足掌外侧第 5 跖趾关节处，如图 2—54 所示。

4）适应病症：肩周炎、肩酸痛、手臂无力以及上肢疼痛麻木等病症。

（3）肘关节

1）解剖位置：肘关节由肱骨下端和桡、尺骨上端的骨构成，属于复合关节，包括肱尺关节、肱桡关节、桡尺近端关节。3 个关节包在一个关节囊内，有一个共同的关节腔。

2）生理功能：肘关节可做屈、伸及旋转肱桡关节和前臂功能。

3）反射区位置：肘关节反射区位于双足外侧，第 5 跖骨与骰骨关节凸起部的前后两侧，如图 2—55 所示。

4）适应病症：肘关节挫伤、疼痛、肿胀，以及上肢疾患等病症。

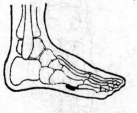

图 2—54　肩关节反射区

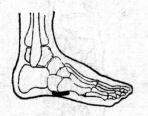

图 2—55　肘关节反射区

（4）膝关节

1）解剖位置：膝关节是人体内最大、最复杂的关节，由股骨的内、外侧髁，胫骨的内、外侧髁上关节面及髌骨的髌面构成。

2）生理功能：膝关节主要进行屈伸运动，当屈膝时，在垂直轴上，小腿还可做小幅度的内旋、外旋运动。

3）反射区位置：膝关节反射区位于双足外侧骰骨与跟骨前缘所形成的凹陷处的半月形区域，如图2—56所示。

4）适应病症：膝关节挫伤、慢性膝关节骨关节炎，以及膝关节肿胀疼痛、伸屈不利等病症。

（5）髋关节（外侧）

1）解剖位置：髋关节由股骨的股骨头和髋骨的髋臼构成，是躯体与下肢的连接部。

2）生理功能：可做前屈、后伸、内收、外展、内旋、外旋、环转等运动。

3）反射区位置：髋关节（外侧）反射区位于双足外侧外踝下缘，如图2—57所示。

4）适应病症：髋关节痛、坐骨神经痛、腰背痛等。

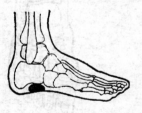

图2—56 膝关节反射区

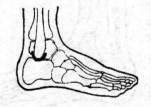

图2—57 髋关节（外侧）反射区

（6）下腹部

1）解剖位置：下腹部是指盆腔，腔内有膀胱、前列腺、子宫、阴道、直肠等器官。

2）生理功能：下腹部具有能承受腔内膀胱、前列腺、子宫、阴道、直肠等器官的作用。

3）反射区位置：下腹部反射区位于双足外踝，自外踝腓骨外侧后方向上延伸四横趾的这一个带状区域，如图2—58所示。

4）适应病症：主要用于妇科疾患，如月经不规律、经期腹部疼痛等病症。

8. 足背部

足背部包括上颌、下颌、扁桃腺、喉与气管及食管、胸部淋巴腺、内耳迷路、胸部及乳房、膈（横膈膜）、肋骨、上身淋巴腺、下身淋巴腺11个反射区。

（1）上颌

1）解剖位置：上颌位于上牙齿的根部，腭骨与上颌骨的连接处。

2）生理功能：参与消化管和呼吸道起始部分的构成。

3）反射区位置：位于双足足背踇趾趾间关节横纹前上方，呈一条横带状区域，如图2—59所示。

4）适应病症：牙痛、牙周炎、口腔炎、味觉障碍、打鼾等病症。

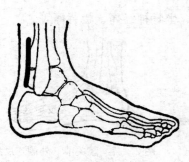

图2—58 下腹部反射区

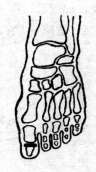

图2—59 上颌反射区

（2）下颌

1）解剖位置：下颌位于口腔的下部。

2）生理功能：下颌参与消化管起始部分的构成。

3）反射区位置：下颌反射区位于双足足背踇趾趾间关节横

纹后方，呈一条横带状区域，如图2—60所示。

4）适应病症：牙痛、牙周炎、口腔炎、牙龈炎等病症。

（3）扁桃腺

1）解剖位置：扁桃腺位于口腔内，口与咽喉之间，咽后壁两侧，左右各一，由淋巴组织集聚构成。

2）生理功能：扁桃腺能产生淋巴细胞和抗体，增强机体免疫机能的功能。

3）反射区位置：扁桃腺反射区位于双足足背踇趾第1节趾骨背上，肌腱的左右两边，如图2—61所示。

4）适应病症：上呼吸道感染，扁桃腺炎、咽喉、声带、气管、食管的保健与抗炎，以及增强免疫能力。

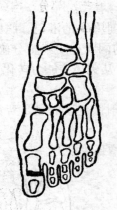
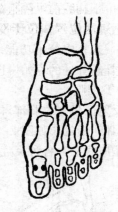

图2—60 下颌反射区　　　图2—61 扁桃腺反射区

（4）喉与气管及食管

1）解剖位置：喉位于颈前部中间，上连咽腔，下接气管，成人喉的上界正对第4颈椎、第5颈椎之间，下界正对第6颈椎下缘。气管位于喉的下方，为略扁平的圆筒状管道，具有弹性，上端与喉相连，向下进入胸腔入肺部。食管上起于咽，下连于胃，是长25 cm的肌性管道。

2）生理功能：喉既是呼吸道，又是发音器官。喉中间腔最窄，当发生急性炎症时，易引起水肿，不但影响发声，还可造成呼吸困难。气管是气体进出的通道。食管有输送食物的作用。

3）反射区位置：喉、气管及食管反射区位于双足足背第1跖趾、第2跖趾关节处，并延伸至第1跖骨、第2跖骨间，如图2—62所示。

4）适应病症：上呼吸道感染，如咽炎、咽喉痛、咳嗽、声音微弱、嘶哑、气喘，气管与食管的保健与抗炎，以及增强免疫能力。

（5）胸部淋巴腺

1）解剖位置：胸部淋巴腺包括胸导管、乳糜池、胸腺等。胸导管是全身最大的淋巴管，从乳糜池上行，最后合并于左静脉角。胸腺位于胸腔前纵隔上部，胸骨柄后方。

2）生理功能：胸导管收纳占全身3/4的淋巴。胸腺是一个淋巴器官，兼有内分泌功能。胸腺的网状上皮细胞分泌胸腺素，能使来自骨髓等处的原始淋巴细胞，从无免疫能力转化为具有免疫能力的 T 细胞。

3）反射区位置：胸部淋巴腺反射区位于双足足背第1趾骨及第2趾骨间缝处，如图2—63所示。

4）适应病症：各种炎症，以及增强免疫力。

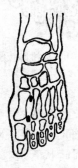 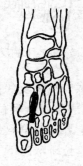

图 2—62　喉与气管及　　　　图 2—63　胸部淋巴腺
　　　　　　食管反射区　　　　　　　　　　　反射区

（6）内耳迷路

1）解剖位置：内耳位于颞骨岩部内，介于鼓室与内耳道之间，由复杂弯曲的管腔系统组成，故又称迷路，又分外面的骨迷路和套在骨迷路内的膜迷路两部分，内有位、听感受器，分布有前庭神经和蜗神经。

2）生理功能：前庭神经具有传导平衡感觉冲动的功能；蜗神经传导听觉冲动的功能。

3）反射区位置：内耳迷路反射区位于双足足背第4跖骨和第1跖骨骨缝的前端，止于第4跖趾、第5跖趾关节，如图2—64所示。

4）适应病症：头晕、眼花、晕车、晕船、耳鸣、平衡失调、高血压、低血压等病症。

（7）胸部及乳房

1）解剖位置：胸部的上界是由胸骨的颈脉切迹、锁骨，再从肩锁关节至第7颈椎棘突的连线为界。下界相当于胸廓下口。乳房位于胸大肌和筋膜表面，上起第2～3肋，下至第6～7肋，内侧至胸骨旁线，外侧可达腋中线。

2）生理功能：女性乳房于青春期开始发育生长，在妊娠期和哺乳期有分泌活动。

3）反射区位置：胸部及乳房反射区位于双足足背第2跖骨、第3跖骨、第4跖骨所形成的圆形区域，如图2—65所示。

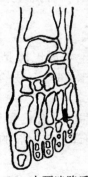
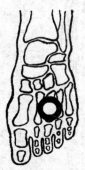

图2—64 内耳迷路反射区　　　图2—65 胸部及乳房反射区

4）适应病症：乳腺炎、乳腺增生以及食道疾患等病症。

（8）膈（横膈膜）

1）解剖位置：膈是肌性结构，封闭胸廓下口，呈穿隆状，凸向上，将胸腔与腹腔分隔为两部分。

2）生理功能：膈是重要的呼吸肌，通过收缩与松弛帮助呼吸运动。还通过收缩增加腹压，促进排便及分娩等作用。

3）反射区位置：膈（横膈膜）反射区位于双足足背跖骨、楔骨、骰骨关节处，横跨足背形成一带状区域，如图2—66所示。

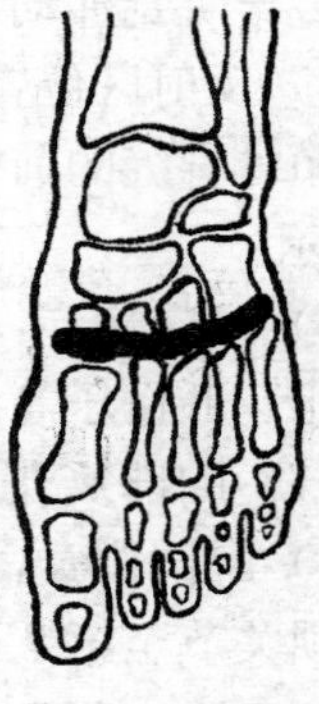

4）适应病症：打嗝、腹胀、腹痛、恶心、呕吐、膈肌痉挛等病症。

（9）肋骨

1）解剖位置：这里讲的肋骨是指第11～12对肋骨，它们游离于腹壁肌层中，称为浮肋。

2）生理功能：肋骨参与构成胸廓，起保护胸腔内器脏的作用。

图2—66　膈（横膈膜）
反射区

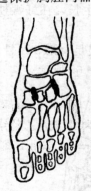

3）反射区位置：内侧肋骨反射区位于双足足背第1楔骨与舟骨间。外侧肋骨反射区在骰骨、舟骨和距骨间，如图2—67所示。

4）适应病症：胸闷、胸痛、肋软骨炎等病症。

（10）上身淋巴腺

1）解剖位置：上身淋巴腺是指肚脐以上、颈部以下，包括胸部与上肢的淋巴系统（淋巴管与淋巴结）。

图2—67　肋骨
反射区

2）生理功能：淋巴具有重要免疫功能。上身淋巴腺能回流胸部，与上肢的淋巴对维持人体正常生命活动有重要意义。

3）反射区位置：上身淋巴腺反射区位于双足外侧外踝前方

凹陷中（由跖骨与外踝构成的凹陷部位），如图2—68所示。

4）适应病症：各种炎症、发热，有增强抗体免疫能力，以及提高机体抗癌能力。

（11）下身淋巴腺

1）解剖位置：下身淋巴腺位于肚脐以下，包括腹部、盆腔部及下肢的淋巴系统（淋巴管与淋巴结）。

2）生理功能：淋巴有重要免疫功能。下身淋巴腺能回流腹部、盆腔部及下肢的淋巴，对维持人体正常生命活动有重要意义。

3）反射区位置：下身淋巴腺反射区位于双足内侧，由跖骨与内踝构成的凹陷部位，即内踝的前方凹陷中，如图2—68所示。

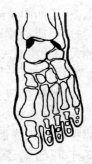

4）适应病症：各种炎症、发热，有增强人体免疫功能以及抗癌能力。

以上11个反射区可被概括为：两线、两点、两条沟（上颌、下颌、扁桃腺、胸、淋巴腺、内耳迷路反射区），胸膈居中，肋间足背高骨处（肋骨反射区），淋巴足踝陷中（上、下身淋巴）。

图2—68　上、下身淋巴腺反射区

9. 右足底部

右足底部的反射区与左足底部的反射区基本相同，左右对称。但是，有5个反射区仅左足有，即心、脾、降结肠、乙状结肠及直肠、肛门反射区。另有5个反射区仅右足有，即肝、胆囊、盲肠（及阑尾）、回盲瓣、升结肠反射区，这5个反射区与人体腹部右侧相对应。

（1）肝

1）解剖位置：肝位于腹腔右上部，是人体最大腺体，属实质性器官，血液供应丰富。成人肝重约1 500 g，正常活体内的肝质地柔软，呈红褐色。

2）生理功能：肝不仅是一个消化腺，分泌胆汁，由胆管输入十二指肠，促进脂肪的消化与吸收，更重要的是机体物质代谢（包括蛋白质、糖、脂类、激素、维生素等多种物质的合成、分解、转化和储存等）无一不与肝的机能密切相关。所以，肝的机能极为复杂，其作用意义远远超过消化腺的范畴。肝有分泌胆汁，参与消化活动，代谢、储存糖原、解毒、吞噬防御等重要机能。

3）反射区位置：肝反射区位于右足足掌第4跖骨、第5跖骨上半部（在肺反射区的下方），如图2—69所示。

4）适应病症：肝炎、脂肪肝、肝硬化、肝肿大、肝功能失调等病症。

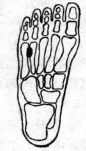

图2—69　肝反射区

（2）胆囊

1）解剖位置：胆囊位于肝右叶下方的肝门（横沟）右前方（即方叶右侧）右纵沟前部胆囊窝内。胆囊呈梨形，胆囊底钝圆微露于肝的前缘之外，胆囊能容纳 40～60 mL胆汁。胆的体表投影在右锁骨中线与第9肋软骨相交处，当胆囊发生炎症时，此点有压痛感。

2）生理功能：胆囊有储存和浓缩胆汁的作用。进食时将胆汁排入十二指肠，参与对食物内脂类进行消化。

3）反射区位置：胆囊反射区位于右足第3跖骨、第4跖骨间，肺反射区后方（向足跟方向），肝脏反射区之内的下方，如图2—70所示。

4）适应病症：胆结石、黄疸病、胆囊炎、胆结石等病症。

（3）盲肠（及阑尾）

1）解剖位置：盲肠位于右下腹髂窝内，是大肠的起始部，上接小肠，下连升结肠，它是一个有回肠通入大肠的盲袋。阑尾位于盲肠内下方，它是连于盲肠的一条蚯蚓样的细管（又称蚓突）。

2）生理功能：盲肠有吸收营养物质，运送食物残渣的功能。

3）反射区位置：盲肠（及阑尾）反射区位于右足足掌跟骨前缘靠近外侧，与小肠及升结肠反射区连接，如图2—71所示。

4）适应病症：腹胀、阑尾炎。

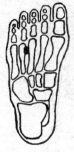
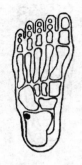

图2—70　胆囊反射区　　　图2—71　盲肠（及阑尾）反射区

（4）回盲瓣

1）解剖位置：回盲瓣位于回肠通入盲肠入口处，环行肌加厚形成括约肌结构。

2）生理功能：回盲瓣有延缓小肠内食物进入大肠，使之得到充分消化吸收，并防止大肠内容物逆流入回肠的作用。

3）反射区位置：回盲瓣反射区位于右足足掌跟骨前缘近外侧，在盲侧，在盲肠反射区的前方（向足趾方向），如图2—72所示。

4）适应病症：增强回盲瓣的功能，以及消化系统吸收障碍性的疾病。

（5）升结肠

1）解剖位置：升结肠位于右腹部，连接盲肠，沿腹后壁右侧上升，到肝右叶下方转向左，形成结肠右曲，转接横结肠。

2）生理功能：升结肠有吸收营养物质，运送食物残渣的功能。

3）反射区位置：升结肠反射区位于右足足掌小肠反射区外侧，与足外侧平行的带状区域，从跟骨前方外侧延伸至第5跖骨底部，如图2—73所示。

4）适应病症：消化系统疾患，如腹泻、腹痛、肠炎、便秘等病症。

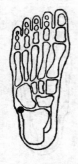 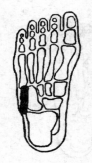

图2—72　回盲瓣反射区　　　　图2—73　升结肠反射区

模块三　足部经络穴位知识

一、足阳明胃经

足阳明胃经共45个腧穴，在足部有5个腧穴，即：解溪、冲阳、陷谷、内庭、厉兑。

足部足阳明胃经具有调理脾胃、调和气血的作用。如对腹胀、胃脘痛、大便不舒、小便不畅、足部肿胀具有调理作用。

1. 解溪

（1）定位：位于足背和小腿交界的横纹中央凹陷处（见图2—74）。

（2）主治：足背部肿胀，足部屈伸不利，腹胀。

（3）有关解剖：在十字韧带当中，趾长伸肌腱和踇长伸肌腱之间，有腓浅神经和腓深神经，并有胫前动静脉。

2. 冲阳

(1) 定位：位于足背最高处，拇长伸肌腱与趾长伸肌腱之间，足背动脉搏动处（见图 2—75）。

(2) 主治：足部肿胀，胃痛，齿痛。

(3) 有关解剖：有腓浅神经的足背内侧皮神经，深层为腓深神经。

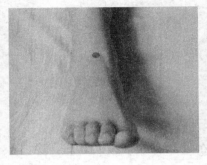

图 2—74　解溪

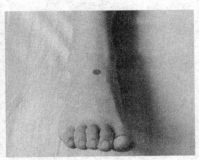

图 2—75　冲阳

3. 陷谷

(1) 定位：位于足背的第 2 跖骨和第 3 跖骨结合部的全凹陷处（见图 2—76）。

(2) 主治：足背肿胀，目赤。

(3) 有关解剖：有足背内侧皮神经，趾蹼缘后方。

4. 内庭

(1) 定位：位于足背第 2 趾和第 3 趾间赤白肉际处（见图 2—77）。

(2) 主治：腹痛，便秘，足背肿痛。

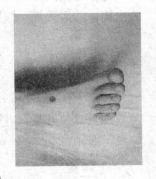

图 2—76　陷谷

5. 厉兑

(1) 定位：足 2 趾末节外侧，距趾甲角 0.1 寸处（见图 2—78）。

（2）主治：齿痛，腹胀。

（3）有关解剖：有腓浅神经的趾背神经。

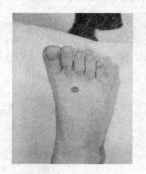 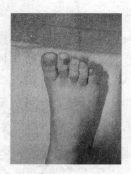

图 2—77　内庭　　　　　　图 2—78　厉兑

二、足太阴脾经

足太阴脾经共 21 个腧穴，在足部有 5 个腧穴，即：隐白、大都、太白、公孙、商丘。

足部足太阴脾经具有健脾，健胃，有助消化系统与泌尿系统的作用。如胃脘痛、腹胀、小便不利、月经不调等。

1. 隐白

（1）定位：足大趾末节内侧，距趾甲角 0.1 寸（见图 2—79）。

（2）主治：月经不调，神经衰弱。

（3）有关解剖：有腓浅神经的趾背神经，胫神经的足底内侧神经，有趾背动脉。

2. 大都

（1）定位：足内侧缘，足大趾本节前下方赤白肉际凹陷处（见图 2—80）。

（2）主治：消化不良，心烦。

（3）有关解剖：有足底内侧神经的趾底固有神经。

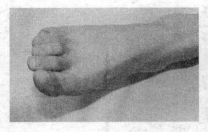
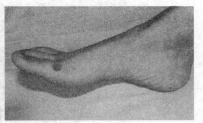

图 2—79　隐白　　　　　　　　　图 2—80　大都

3. 太白

（1）定位：足内侧缘，足大趾本节后下方赤白肉际凹陷处（见图 2—81）。

（2）主治：胃痛，呕吐，泄泻。

（3）有关解剖：有隐神经和腓浅神经的吻合支。

4. 公孙

（1）定位：足内侧缘，第 1 跖骨基底前下方（见图 2—82）。

（2）主治：腹胀，消化不良，慢性胃炎。

（3）有关解剖：有足跗内侧动脉分支，足背静脉网，隐神经和腓浅神经分支的吻合支。

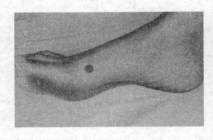
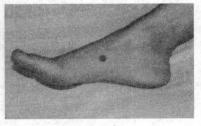

图 2—81　太白　　　　　　　　　图 2—82　公孙

5. 商丘

（1）定位：足内踝前下方凹陷中舟骨结节与内踝尖连线中点处（见图 2—83）。

（2）主治：腹胀，水谷不化，足踝痛。

（3）有关解剖：有隐神经，腓浅神经分支。

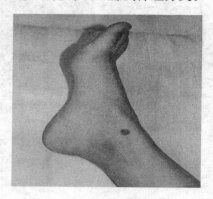

图 2—83 商丘

三、足太阳膀胱经

足太阳膀胱经共 67 个腧穴，在足部有 8 个腧穴，即：昆仑、仆参、申脉、金门、京骨、束骨、通谷、至阴。

足部足太阳膀胱经具有疏通经络，解热止痛，如头痛，眩晕，腰脊疼痛等功能。

1. 昆仑

（1）定位：足处踝后方，外踝尖与跟腱之间凹陷处（见图 2—84）。

（2）主治：腰痛，足跟痛。

（3）有关解剖：有外踝后动脉静脉，腓肠神经，小隐静脉。

2. 仆参

（1）定位：足外踝后下方，昆仑直下，跟骨外侧赤白肉际处（见图 2—85）。

（2）主治：足跟痛，膝肿。

（3）有关解剖：腓肠神经跟骨外侧支。

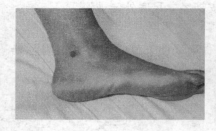

图 2—84　昆仑

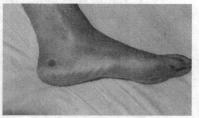

图 2—85　仆参

3. 申脉

（1）定位：位于足外侧，外踝直下凹陷处（见图 2—86）。

（2）主治：头痛目眩，失眠，腰痛。

（3）有关解剖：有腓肠神经的足背外侧皮神经分支。

4. 金门

（1）定位：位于足外侧，外踝前缘直下，骰骨下缘边（见图 2—87）。

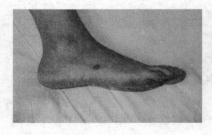

图 2—86　申脉

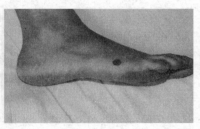

图 2—87　金门

（2）主治：腰痛，下肢疼痛。

（3）有关解剖：足背外侧皮神经，足底外侧神经。

5. 京骨

（1）定位：位于足外侧，第 5 跖骨粗隆下赤白肉际处（见图 2—88）。

（2）主治：颈部不利，腰腿疼痛。

（3）有关解剖：足背外侧皮神经，足底外侧神经。

6. 束骨

（1）定位：位于足外侧，第 5 跖骨关节的后方赤白肉际处（见图 2—89）。

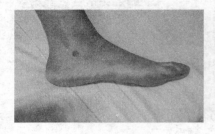

图 2—88　京骨　　　　　　　　　　图 2—89　束骨

（2）主治：头痛，颈部不利。

（3）有关解剖：有第 4 跖骨侧神经及足背侧皮神经。

7. 通谷

（1）定位：位于足外侧，第 5 跖趾关节的前方，赤白肉际处（见图 2—90）。

（2）主治：颈部不利，目眩。

（3）有关解剖：有足背外侧皮神经。

8. 至阴

（1）定位：位于足小趾末节外侧，距趾甲角 0.1 寸（见图 2—91）。

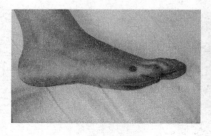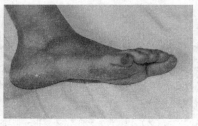

图 2—90　通谷　　　　　　　　　　图 2—91　至阴

（2）主治：头痛，偏瘫，鼻塞。

（3）有关解剖：有趾背动脉，趾跖侧固有动脉形成的动脉网，趾跖侧固有神经及足背外侧皮神经。

四、足少阴肾经

足少阴肾经共 27 个腧穴，在足部有 6 个腧穴，即：涌泉、然谷、太溪、大钟、水泉、照海。

足部足少阴肾经具有利尿消肿，滋阴降火功能，如小便不利，咽喉肿痛，便秘。

1. 涌泉

（1）定位：在足底部，蜷足时前部凹陷处（见图 2—92）。

（2）主治：头晕眼花，咽喉痛，足心热。

（3）有关解剖：位于足底第 2、3 跖骨之间有趾短屈肌腱，趾长屈肌腱，第 2 蚓状肌，骨间肌，胫前动脉足底弓，布有足底内侧神经分支。

2. 然谷

（1）定位：足内侧缘，足舟骨粗隆下方赤白肉际处（见图 2—93）。

（2）主治：月经不调，小便不利。

（3）有关解剖：跗内侧神经分支，小腿内侧皮神经，足底内侧神经。

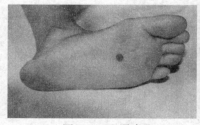
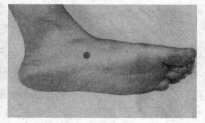

图 2—92　涌泉　　　　　　　　图 2—93　然谷

3. 太溪

（1）定位：足内踝后方，内踝尖与跟腱之间凹陷处（见图 2—94）。

（2）主治：腰痛，失眠，月经不调。

（3）有关解剖：有胫后动静脉，小腿内侧皮神经。

4．大钟

（1）定位：足内踝后下方，跟腱附着部内侧前方凹陷处（见图2—95）。

（2）主治：足跟痛，腰痛，月经不调。

（3）有关解剖：有小腿内侧皮神经，胫神经的跟骨内侧神经。

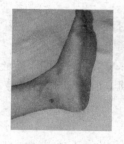 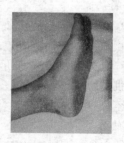

图2—94　太溪　　　　　　　图2—95　大钟

5．水泉

（1）定位：足内踝后下方，太溪直下1寸处（见图2—96）。

（2）主治：小便不利，月经不调。

（3）有关解剖：小腿内侧皮神经，胫神经的跟骨内侧神经。

6．照海

（1）定位：足内踝尖下方凹陷处（见图2—97）。

（2）主治：月经不调，便秘。

（3）有关解剖：胫后动静脉，小腿内侧皮神经。

五、足少阳胆经

足少阳胆经共44个腧穴，在足部有5个腧穴，即：丘墟、足临泣、地五会、侠溪、足窍阴。

足部足少阳胆经具有清利肝胆，利水消肿功能，如偏头痛、目痛、口苦、耳聋、月经不调等。

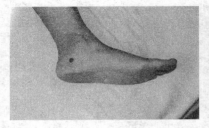
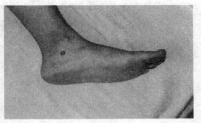

图 2—96　水泉　　　　　　　　图 2—97　照海

1. 丘墟

（1）定位：足外踝前下方，趾长伸腱肌外侧凹陷处（见图2—98）。

（2）主治：下肢痿痹，胆囊炎。

（3）有关解剖：有足背中间皮神经分支，腓浅神经分支。

2. 足临泣

（1）定位：位于足背外侧，第4跖趾关节的后方，小趾伸肌腱外侧凹陷处（见图2—99）。

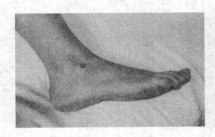
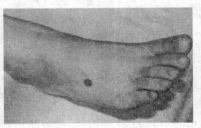

图 2—98　丘墟　　　　　　　　图 2—99　足监泣

（2）主治：偏头痛，足部不利。

（3）有关解剖：有足背中间皮神经。

3. 地五会

（1）定位：位于足背外侧，第4跖趾关节的后方，第4、5跖骨之间，小趾伸肌腱的内侧缘（见图2—100）。

（2）主治：腰痛，头痛，胁痛。

（3）有关解剖：有足背中间皮神经。

4．侠溪

（1）定位：足背外侧，第4、5趾缝间，趾蹼缘后方赤白肉际处（见图2—101）。

（2）主治：头痛，月经不调。

（3）有关解剖：趾背中间皮神经的趾背神经。

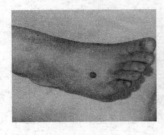

图2—100　地五会　　　　　图2—101　侠溪

5．足窍阴

（1）定位：位于第4趾末节外侧，距趾甲角0.1寸。

（2）主治：胁痛，咽喉痛，失眠。

（3）有关解剖：有趾背侧动静脉，趾背侧神经。

六、足厥阴肝经

足厥阴肝经共14个腧穴，在足部有4个腧穴，即：大墩、行间、太冲、中封。

足部足厥阴肝经具有平肝熄火，清热解毒作用，如咳喘、疝气、腹胀、小便不利等。

1．大墩

（1）定位：足大趾末节外侧，距趾甲0.1寸（见图2—102）。

（2）主治：疝气，遗尿，癫痫。

（3）有关解剖：有趾背动静脉，腓深神经的趾背神经。

2．行间

（1）定位：位于足背侧，第1、2趾间，趾蹼缘的后方赤白肉际处（见图 2—103）。

（2）主治：头痛，小便不利，肋间神经痛。

（3）有关解剖：腓深神经的跖背神经分支。

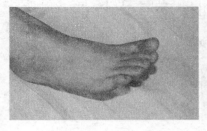

图 2—102　大敦

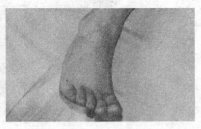

图 2—103　行间

3. 太冲

（1）定位：足背侧，第 1 跖骨间隙的后方凹陷处（见图2—104）。

（2）主治：目赤肿痛，面神经麻痹。

（3）有关解剖：有第 1 跖背侧动脉，腓深神经的跖背侧神经，胫神经的足底内侧神经。

4. 中封

（1）定位：足背侧，足踝前，商丘与解溪连线之间，胫骨前肌腱内侧凹陷处（见图 2—105）。

（2）主治：内踝肿痛，小便不利。

（3）有关解剖：足背内侧皮神经的分支，隐神经。

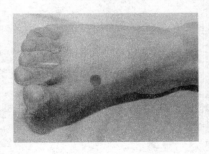

图 2—104　太冲

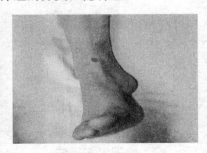

图 2—105　中封

第三单元 足部按摩基本技能

模块一 足部反射区按摩基本手法

一、单食指扣拳法

施术者以食指弯曲，拇指指间关节置于食指末节下，其余手指呈握拳状，以食指的近节指间关节顶点刮足部反射区（见图3—1）。

二、单食指刮压法

施术者以食指弯曲成镰刀状，拇指向内屈为支点，其余手指呈握拳状，以食指的桡侧刮压足部反射区（见图3—2）。

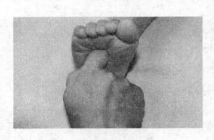 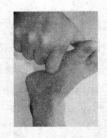

图3—1　单食指扣拳法　　　　图3—2　单食指刮压法

三、拇指推法

拇指与其余4指分开，施术者以4指弯曲为支点，以拇指指腹推足部反射区（见图3—3）。

四、拇指尖按压法

拇指与其余4指分开，施术者以拇指指端按压足部反射区

（见图 3—4）。

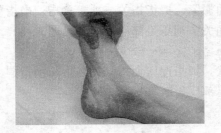

图 3—3　拇指推法

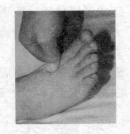

图 3—4　拇指尖按压法

五、拇指扣指法

拇指与其余 4 指分开呈圆弧状，其余 4 指握住足部，以拇指桡侧刮压足部反射区（见图 3—5）。

六、指捏法

拇指与食指相对合，其余 3 指握拳，捏足部反射区（见图 3—6）。

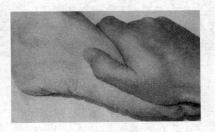

图 3—5　拇指扣指法

七、双拇指推法

施术者以双手拇指指腹相对着力，其余 4 指握住足部，进行直推足部反射区（见图 3—7）。

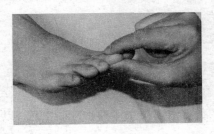

图 3—6　指捏法

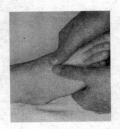

图 3—7　双拇指推法

八、双指扣拳法

施术者以食指、中指弯曲握紧，拇指指关节抵于食指、中指末节下，以食指、中指近指间关节刮压足部反射区（见图3—8）。

九、双指钳法

施术者食指、中指成钳状，拇指按压食指，无名指与小指握拳，中指为支点，食指按压足部反射区（见图3—9）。

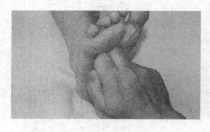
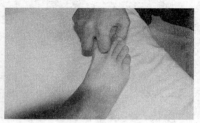

图3—8　双指扣拳法　　　　　　　图3—9　双指钳法

十、双拇指扣掌法

施术者拇指与其余4指分开，双手4指呈掌形握足，双手拇指重叠按压（见图3—10）。

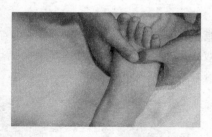

图3—10　双拇指扣拳法

十一、罐划法

施术者一手握足，另一手握罐，罐口于皮肤成15°以下。以罐划足部反射区（见图3—11）。

十二、罐刮推法

施术者一手握足，另一手握罐，罐口与皮肤成 30°以上。以罐刮推足部反射区（见图 3—12）。

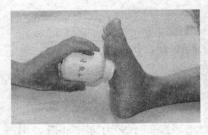

图 3—11　罐划法

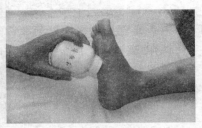

图 3—12　罐刮推法

十三、罐扣法

施术者一手握足，另一手握罐，向下施力，然后扣腕，以罐扣压足部反射区（见图 3—13）。

十四、罐拧法

施术者将罐在足底部吸定，一手握足，另一手握住吸顶的罐，按方向在足部拧罐（见图 3—14）。

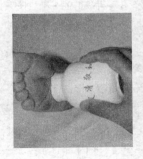

图 3—13　罐扣法

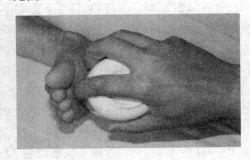

图 3—14　罐拧法

模块二　足部反射区按摩程序

一、足部反射区按摩前准备

施术者净手，准备毛巾、足部按摩膏，待受术者足浴后，将受术者足部置于毛巾上，涂按摩膏，搓热足部，放松手法，右足包好，左足按摩。

二、按摩力度

施术者一手握左足，另一手拇指指端向上轻力度推心脏发射区，观察受术者，力度反应为轻力度手法。

施术者以食指第一指间关节顶点向前方按压心脏反射区，力度反应为中力度手法。

施术者以食指第一指间关节顶点向下方加力按压心脏反射区，力度反应为重力度手法。

三、足部反射区按摩顺序

如图 3—15 所示，按摩顺序为：肾上腺 1→肾 2→输尿管 3→膀胱 4→额窦 5→头 6→脑垂体 7→三叉神经 8→小脑 9→鼻 10→颈项 11→颈椎 11→甲状旁腺 12→眼 13→耳 14→甲状腺 15→斜方肌 16→肺 17→心脏（左）18、肝（右）18→脾（左）19、胆（右）19→胃 20→胰 21→十二指肠 22→横结肠 23、升结肠（右）24→降结肠（左）25、乙状结肠（左）26→肛门 27→生殖器 28→胸椎 29→腰椎 30→骶椎 31→尾骨内侧 32→前列腺、子宫 33→尿道 34→尾骨外侧 35→膝 36→肘 37→肩 38→上额 39→下额 40→扁桃体 41→气管 42→胸淋巴腺 43→胸 44→内耳迷路 45→膈 46→肋骨 47→上身淋巴 48→下身淋巴 49→髋关节 50→腹股沟 51→坐骨神经 52。

四、术后注意事项

1. 足部按摩 30 分钟后，喝 300 mL 温开水。

2. 双足按摩后，先用热毛巾擦干净，再以毛巾包好。

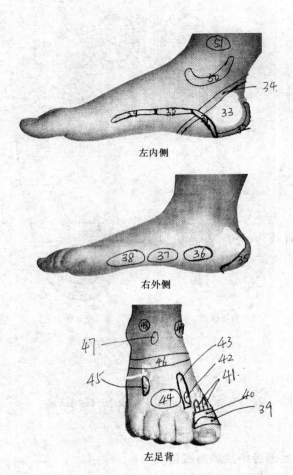

左内侧

右外侧

左足背

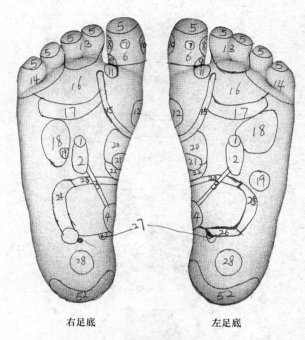

右足底   左足底

图 3—15　足部反射区按摩顺序

模块三　足部经络按摩程序

一、足部经络按摩前准备

施术者先净手，准备毛巾、足部按摩膏。足浴施术置于足和小腿，涂按摩膏后放松小腿与足部，将右足包好，左腿与足进行按摩。

二、足部经络按摩程序

以一手大鱼际自上而下揉小腿部足阳明胃经，并以一指禅手法按摩小腿与足的足阳明胃经。

按摩顺序为：解溪→冲阳→陷谷→内庭→厉兑→以一手大鱼际自下而上揉小腿部及足部足太阴脾经，并以一指禅手法按摩→

隐白→大都→太白→公孙→商丘→以一手大鱼际自上而下揉小腿部及足部足太阳膀胱经→昆仑→仆参→申脉→金门→京骨→束骨→通谷→至阴→以一手大鱼际自下向上揉小腿部及足部足少阴肾经，并以一指禅手法按摩→涌泉→然谷→太溪→大钟→水泉→照海→以一手大鱼际自上向下揉足少阳胆经，并以一指禅手法按摩→丘墟→足临泣→侠溪→地五会→足窍阴→以一手大鱼际自下向上揉足厥阴肝经，并以一指禅手法按摩→大墩→行间→太冲→中封→足五指→足底部四条线→足底一个面。

三、按摩后注意事项

按摩后宜喝一杯玫瑰花温水。

模块四　足部按摩中的复合疗法

一、足部反射区按摩与罐疗

在进行足部反射区按摩后，一手握足，另一手持罐，在足部进行划法，检查全足反射区是否有气泡、颗粒条索感，与受术者沟通，了解其身体的不适症。然后，对足部反射区进行刮法，主要针对足部异常的反射区，以受术者接受力度为度，对一些颗粒状物，反复进行刮法，由浅入深，反复引进。

如果颗粒状物或条索很大，可以采用罐扣法，以受术者接受力度为度。加大力度，改变颗粒物状态。

拧罐的方法是从肾反射区拔罐开始，待3～5分钟后，一手握足，另一手握罐进行拧罐，从足底部前部拧至足跟部，再至足跟两侧，反复拧5～10分钟。待受术者适应足部按摩后，排除足部的新陈代谢物，并观察罐口下的颜色，观察颜色有利于观察受术者的体质，并以五行的观点进行分析，为按摩提供参考。

二、足部经络按摩与子午流注按摩

子午流注按摩依据"天人相应"理论按时取穴，因各原理不同，开穴时间也不同，"纳子法"注重脏腑虚实，"纳甲法"注重病症寒热，"龟龄八法"注重病症的疼痛，足部按摩采用纳子法，按摩师易学、易懂、易用。

以十二经脉循环为基础，一个时辰按摩一个经络的办法，采用补母泻子法按摩，利用五输穴开穴，五输穴为肘膝以下，有井、荥、输、经、合五个特征。井主心下滞，荥主身热，输主体关节痛，经主喘、咳、寒热，合主逆气而泄，对脏腑也有调理作用，如胆合阳陵泉、胃合足之里等。

如"子时"（23：00—1：00）足部按摩开穴手法。"子时"所开的经脉为足少阳胆经，弗穴为足窍阴、荥穴为侠溪、输穴为足临泣、经穴为阳辅（外踝上4寸）、合穴为阳陵泉、母穴为侠溪、子穴为阳辅。根据不同的人进行辩证，开足窍阴穴有清热解毒之用，开侠溪穴有祛湿泻实之用，开足临泣穴有清肝胆热之用，开阳辅穴，有疏肝调气之用，开阳陵泉穴有调和脾胃之用。一般采取按压手法，其他时辰都是按此方法进行。

足少阳胆经尤其在足部按摩有用，因为通过子午流注足部按摩，可以放松一天的疲劳。足少阳胆经的不适症为：头痛、胁痛、抑郁、嗳气等。

在足部按摩常用的时辰为17：00—23：00。如"酉时"（17：00—19：00）所开的经脉为足少阴肾经，井穴为涌泉、荥穴为然谷、输穴为太溪、经穴为复溜、合穴为阴谷、子穴为涌泉、母穴为复溜。主要针对心悸、腰痛等症。

如"戌时"（19：00—21：00）所开的经脉为手厥阴心包经，井穴为中冲、荥穴为劳宫、输穴为大陵、经穴为间使、合穴为曲泽、子穴为大陵、母穴为中冲。

三、足部按摩与机疗

足疗过程中可以加入高频率振动足疗器。通过高频捶打足底部，加强足部血液循环，放松足腿部疲劳，轻松进行被动运动，但必须对穴踩机。可以穿上"足穴图解袜"，袜上印制足部反射区和点，穿袜时检查足背"十字定位线"和足后跟"生殖腺"是否准确。

第四单元　常见不适症的调理按摩

模块一　内科不适症调理按摩

一、头痛

1. 不适症的表现

头为诸阳之会，五脏精气之血都汇于此。风寒、风热、肾虚、气血不足皆可引起头痛。风寒头痛表现在脑后，颈部僵滞、风热头痛如裂、肾虚头痛伴有头晕、腰痛。

2. 按摩足部反射区的手法

头痛的按摩调理手法如图4—1所示。

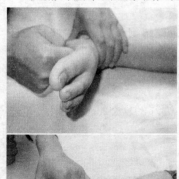

（1）以4指指间关节刮压腹腔神经丛1～3分钟。

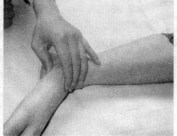

（2）以拇指推胃部反射区1～3分钟。

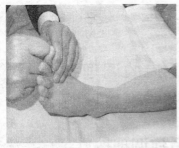

（3）以食指指间关节按压额窦反射区1～3分钟。

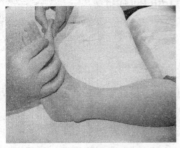

（4）以拇指分别推压小脑反射区、脑干反射区、三叉神经反射区 1～3 分钟。

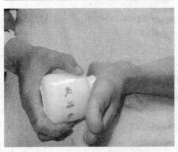

（5）以瓷罐刮输尿管、膀胱反射区5～7次。

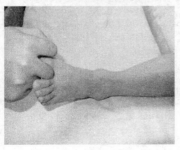

（6）如为风寒型头痛，应加用双指钳法在颈项反射区施术5～7次。

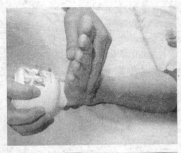

（7）如为风热型头痛，应以瓷罐刮降结肠反射区3～5次。

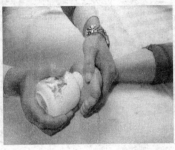

（8）如为肾虚型头痛，以瓷罐在腰部反射区施术3～5分钟。

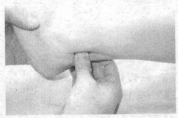

（9）如为肾虚型头痛，还需加以拇指点按太溪穴1～3分钟。

图4—1　头痛的按摩调理手法

二、抑郁

1.不适症的表现

情志失调、精神郁闷、气滞，可引起精神抑郁、胸肋胀痛、食欲不振等。痰热瘀结可引起抑郁躁怒、咽干，如长期抑郁，足部大脑反射区出现足纹杂乱，并伴有紫色斑点，同时，肝反射区足纹也有杂乱的现象。

2.按摩足部反射区的手法

抑郁的按摩调理手法如图4—2所示。

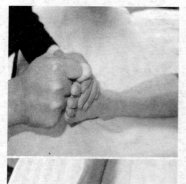

（1）以单食指扣拳法在大脑反射区施术 1～3 分钟。

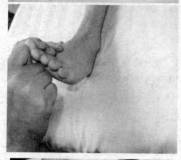

（2）以食指指间关节按压额窦反射区 1～3 分钟。

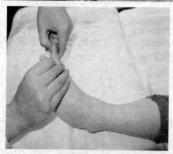

（3）以拇指端推三叉神经反射区 1～3 分钟。

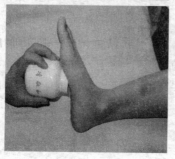

（4）以瓷罐刮腹腔神经丛反射区 5～7 次。

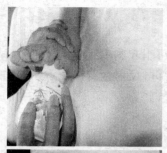

（5）如为气滞型，加以瓷罐刮肺反射区5～7次。

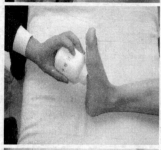

（6）如为气滞型，再加以瓷罐刮肝反射区5～7次。

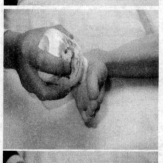

（7）如为痰热瘀结型，加以瓷罐刮胃反射区5～7次。

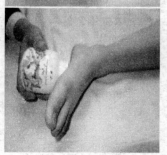

（8）如为痰热瘀结型，再加以瓷罐刮脾反射区5～7次。

图 4—2　抑郁的按摩调理手法

三、胁痛

1. 不适症的表现

胸胁一侧或两侧痛感、气滞可引起胸闷胀痛、饮食不佳,血瘀可引起刺痛拒按。胁痛时,足部肝反射区有瘀血点,拇指端推后快速产生紫色,足纹也产生杂乱。

2. 按摩足部反射区的手法

胁痛的按摩调理手法如图 4—3 所示。

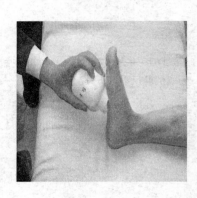

(1) 以瓷罐先刮后扣法在肝反射区各施术 5～7 次。

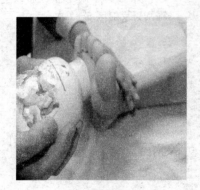

(2) 以瓷罐刮腹腔神经丛反射区 5～7 次。

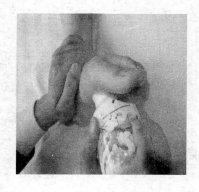

（3）以瓷罐刮胃部反射区5～
7次。

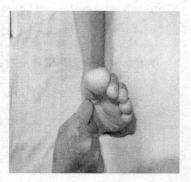

（4）以单食指扣拳法刮压胰反
射区1～3分钟。

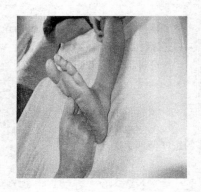

（5）以单食指扣拳法刮压十二
指肠反射区1～3分钟。

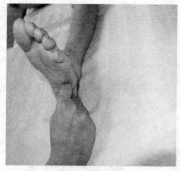

（6）如为气滞引起的胁痛，应加单食指扣拳法刮压肺反射区1～3分钟。

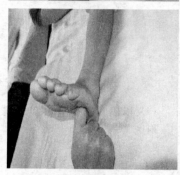

（7）如为气滞引起的胁痛，应加单食指扣拳法刮压脾反射区1～3分钟。

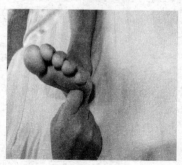

（8）如为血瘀引起的胁痛加单食指扣拳法刮压心脏反射区1～3分钟。

图4—3 胁痛的按摩调理手法

四、感冒

1. 不适症的表现

以风邪为主侵入人体所致。风寒型感冒：发热无汗、鼻塞流涕、咽痛；风热型感冒：发热有汗、口渴思饮、烦热不安。

2. 按摩足部反射区的手法

感冒的按摩调理手法如图4—4所示。

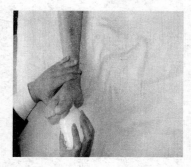

(1) 以瓷罐刮腹腔神经丛反射区5~7次。

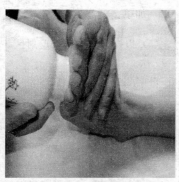

(2) 以瓷罐刮肺部反射区5~7次。

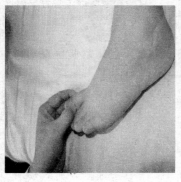

(3) 以拇指端推三叉神经反射区1~3分钟。

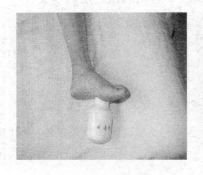

（4）以瓷罐在肾反射区拔罐 3～5 分钟。

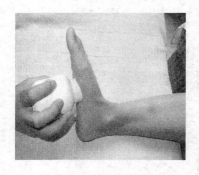

（5）以瓷罐刮输尿管反射区 5～7 次。

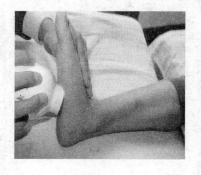

（6）以瓷罐刮膀胱反射区 5～7 次。

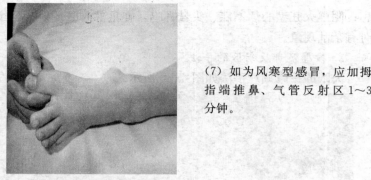

（7）如为风寒型感冒，应加拇指端推鼻、气管反射区1～3分钟。

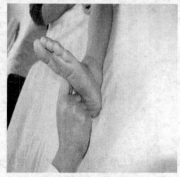

（8）如为风热型感冒，应加单食指扣拳法刮压胃反射区1～3分钟。

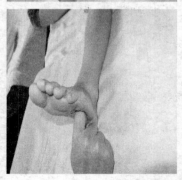

（9）再加单食指扣拳法刮压脾反射区1～3分钟。

图4—4　感冒的按摩调理手法

五、失眠

1. 不适症的表现

失眠是难以入睡，睡而易醒。心脾两虚型多梦易醒、心悸健忘；阴虚火旺型心烦不寐、头晕耳鸣，在足部心脏反射区足纹有时有杂乱现象。

2. 按摩足部反射区的手法

失眠的按摩调理手法如图 4—5 所示。

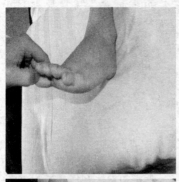

（1）以食指第一指间关节按压额窦反射区 1～3 分钟。

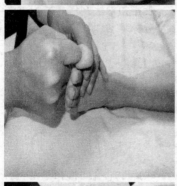

（2）以单食指扣拳法刮压大脑反射区 5～7 次。

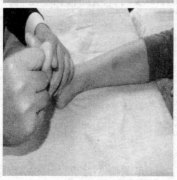

（3）以单食指扣拳法刮压脑垂体反射区 5～7 次。

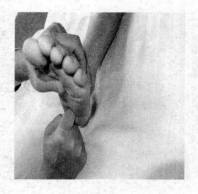

（4）以单食指扣拳法刮压失眠点 5～7 次。

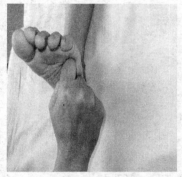

（5）心脾两虚型加单食指扣拳法刮压心反射区 5～7 次。

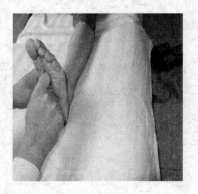

（6）再加食指扣拳法刮压肾反射区 5～7 次。

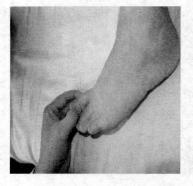

（7）阴虚火旺型加以拇指按压然谷穴1～3分钟。

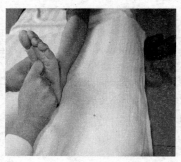

（8）以单食指扣拳法刮压肾反射区5～7次。

图4—5 失眠的按摩调理手法

六、眩晕

1. 不适症的表现

眩晕即头晕眼花，肝阳上元型眩晕表现为眩晕、头痛耳鸣、口苦干燥。气血两亏型眩晕表现为眩晕、心悸失眠、腰膝酸软。

2. 按摩足部反射区的手法

眩晕的按摩调理手法如图4—6所示。

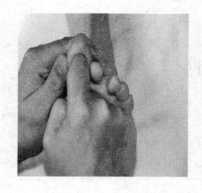

（1）以单食指扣拳法刮压大脑反射区1～3分钟。

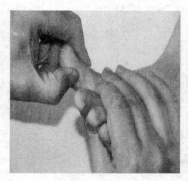

（2）以拇指端推小脑反射区1～3分钟。

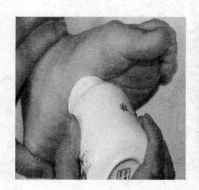

（3）以瓷罐刮腹腔神经丛、肾、输尿管、膀胱反射区各5～7次。

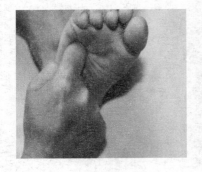

(4) 肝阳上元型加单食指扣拳
法刮压肝反射区1～3分钟。

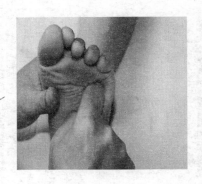

(5) 气血两亏型加单食指扣拳
法刮压心反射区1～3分钟。

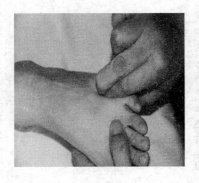

(6) 气血两亏型加单食指扣拳
法在内耳迷路反射区刮压1～3
分钟。

图4—6　眩晕的按摩调理手法

模块二 骨科不适症调理按摩

一、颈痛

1. 不适症的表现

由于损伤及颈椎、椎间盘、椎周筋肉退变，增生物压迫脊神经、交感神经、血管、脊髓等，引起颈间、上肢疼痛。

2. 按摩足部反射区的手法

颈痛的按摩调理手法如图4—7所示。

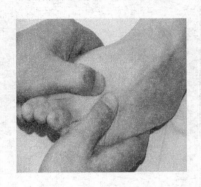

（1）以双拇指推胸椎反射区5～7次。

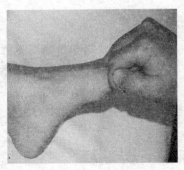

（2）以双指钳法按压颈椎反射区1～3分钟。

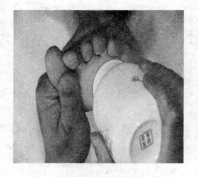

（3）以瓷罐刮斜方肌反射区5～7次，由外向内刮。

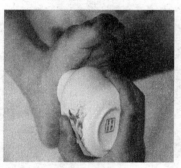

（4）以瓷罐刮压腹腔神经丛反射区5～7次。

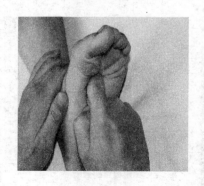

（5）以单食指扣拳法刮压肾、输尿管、膀胱反射区各5～7次。

图4—7 颈痛的按摩调理手法

二、肩周炎

1. 不适症的表现

由于外伤、慢性劳损、感受风寒而导致肩周炎疼痛，甚至活动出现活动障碍。

2. 按摩足部反射区的手法

肩周炎的按摩调理手法如图 4—8 所示。

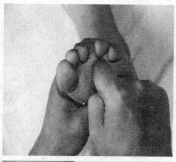

（1）以单食指扣拳法刮压斜方肌反射区 5～7 次。

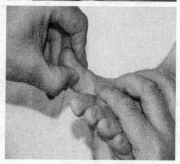

（2）以拇指端推小脑反射区 5～7 次。

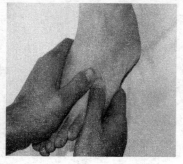

（3）以双拇指扣掌法分推肩胛骨反射区 8～10 次。

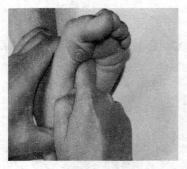

（4）以瓷罐刮腹腔神经丛反射区 3～5次。

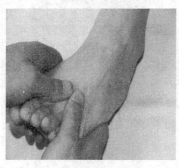

（5）以单食指扣拳法刮压肾、输尿管、膀胱反射区5～7次。

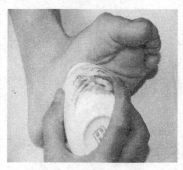

（6）以双拇指推胸反射区3～5次。

图 4—8　肩周炎的按摩调理手法

三、腰肌劳损

1. 不适症的表现

腰肌劳损又称功能性腰痛，主要为腰骶部肌肉、筋膜、韧带等软组织慢性损伤，致使腰痛反复发作。

2. 按摩足部反射区的手法

腰肌劳损的按摩调理手法如图4—9所示。

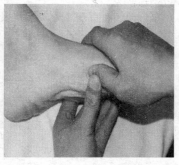

（1）以双拇指扣拳法推胸椎、腰椎、骶椎反射区各5～7次，向足跟方向推。

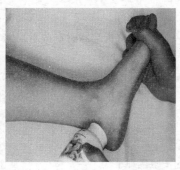

（2）以瓷罐进行扣法在臀部反射区3～5次。

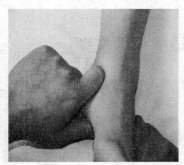

（3）以单食指刮压髋关节反射区3～5次。

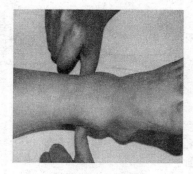

（4）以双拇指同时点按昆仑穴与太溪穴 1～3 分钟。

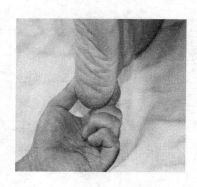

（5）以拇指与食指端同时点按水泉穴与仆参穴 1～3 分钟。

图 4—9　腰肌劳损的按摩调理手法

模块三　妇科不适症调理按摩

一、月经不调

1. 不适症的表现

妇女月经周期，经量、经色、经质改变，就是月经不调。月经先期，多因血热妄行，阴虚内热。月经后期，多因血虚，寒凝气滞。

2. 按摩足部反射区的手法

月经不调的按摩调理手法如图4—10所示。

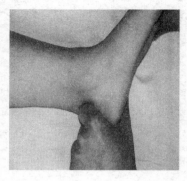

（1）以食指钩掌法刮子宫反射区5～7次。

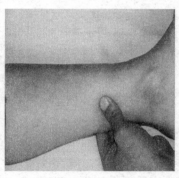

（2）以拇指揉按三阴交穴1～3分钟。

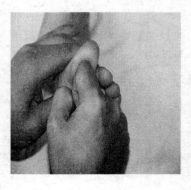

（3）以单食指指间关节按压脑垂体反射区1～3分钟。

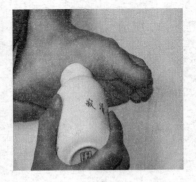

（4）以瓷罐刮腹腔神经反射区5～7次。

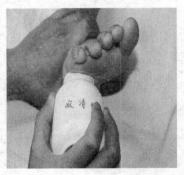

（5）月经先期以瓷罐刮肝部反射区5～7次。

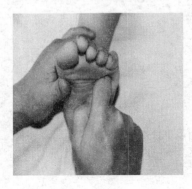

（6）月经先期以单食指扣拳法刮压心、肾反射区5～7次。

图4—10　月经不调的按摩调理手法

二、痛经

1. 不适症的表现

妇女在行经前后或行经期间，小腹疼痛、气滞血淤，伴有情志失调、肝气不舒、色重。肝肾亏损型表现色淡、量少。

2. 按摩足部反射区的手法

痛经的按摩调理手法如图 4—11 所示。

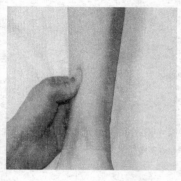

（1）以拇指揉三阴交穴 1～3 分钟。

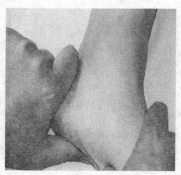

（2）以食指钓掌法刮子宫反射区 5～7 次。

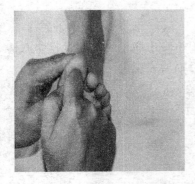

（3）以单食指扣拳法刮压脑垂体反射区 5～7 次。

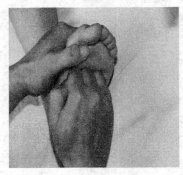

（4）以 4 指指间关节刮腹腔神经丛反射区 5～7 次。

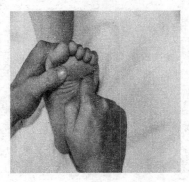

（5）气滞血瘀型，单食指扣拳法刮压心反射区 5～7 次。

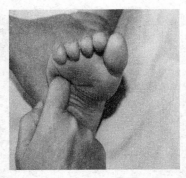

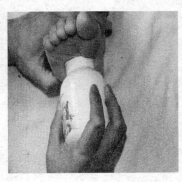

（6）肝肾亏损型，以单食指扣拳法刮压肝反射区5～7次，并在肾部反射区拔罐，并在全足底进行拧罐。

图4—11　痛经的按摩调理手法

模块四　美容足部调理按摩

一、痤疮

1. 不适症的表现

痤疮又称粉刺，对称性的在面、背、胸部，肺火胃热，丘疹痒痛，血瘀凝滞，丘疹以囊肿为主。

2. 按摩足部反射区的手法

痤疮的按摩调理手法如图4—12所示。

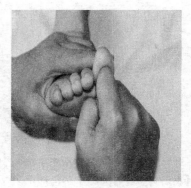

（1）以单食指扣拳法刮压脑垂体反射区5～7次。

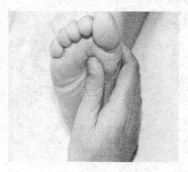

（2）以拇指端推甲状腺反射区5～7次。

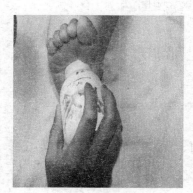

（3）以瓷罐扣法在肾、肾上腺反射区5～7次。

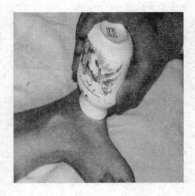

（4）以瓷罐刮输尿管、膀胱反射区
5～7次。

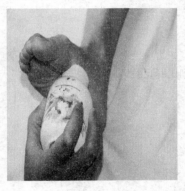

（5）如为肺火胃热型，以瓷罐刮胃反
射区5～7次。

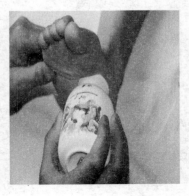

（6）再以瓷罐刮十二指肠反射区5～
7次。

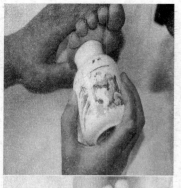

（7）再以瓷罐刮肺反射区5～7次。

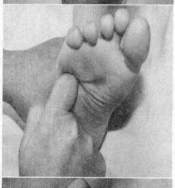

（8）如为血瘀凝滞，应以单食指扣拳法刮压肝反射区5～7次。

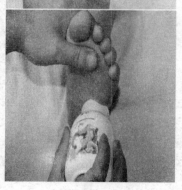

（9）再以瓷罐刮降结肠反射区 5～7次。

图4—12　痤疮的按摩调理手法

二、日光性皮炎

1. 不适症的表现

由于日光晒外露皮肤造成，出现红斑、丘疹、皮肤瘙痒等症。

2. 按摩足部反射区的手法

日光性皮炎的按摩调理手法如图 4—13 所示。

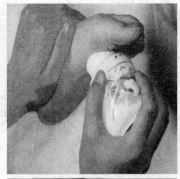

（1）以瓷罐扣法在肾、肾上腺反射区
5～7 次。

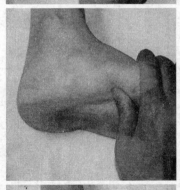

（2）以拇指端推胃反射区5～7次。

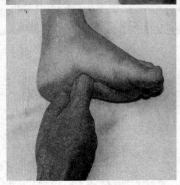

（3）以拇指端推十二指肠反射区 5～
7 次。

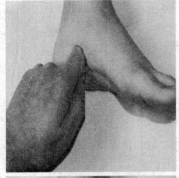

（4）以单食指扣拳法刮压输尿管、膀胱反射区 5～7 次。

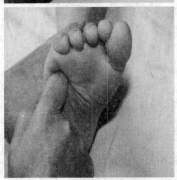

（5）以单食指扣拳法刮压肝反射区 5～10 次。

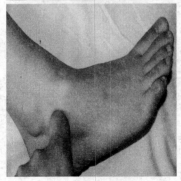

（6）以双手食指扣拳法按压上身淋巴腺反射区和下身淋巴腺反射区 1～3 分钟。

图 4—13　日光性皮炎的按摩调理手法

三、雀斑

1. 不适症的表现

在面部、颈肩部易发部位，有浅褐或暗褐色点状，在鼻两侧易发。易由肾气不足，遗传因素等引起，通过按摩只能减缓发生。

2. 按摩足部反射区的手法

雀斑的按摩调理手法如图 4—14 所示。

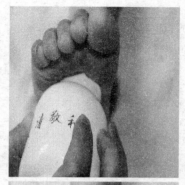

（1）以瓷罐刮肾、肾上腺反射区 5～7 次。

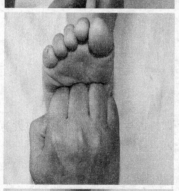

（2）以 4 指指间关节刮腹腔神经丛反射区 5～7 次。

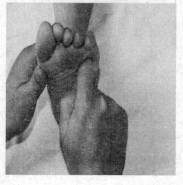

（3）以单食指扣拳法刮压心、脾反射区 5～7 次。

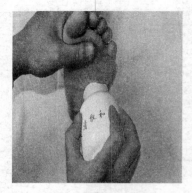

（4）以瓷罐刮降结肠反射区 5～7 次。

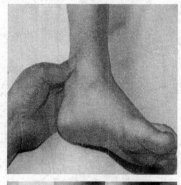

（5）以拇指与食指相对点按太溪穴与昆仑穴，持续 3～5 分钟。

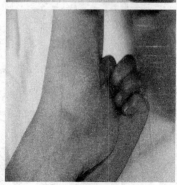

图 4—14　雀斑的按摩调理手法

四、黄褐斑

1. 不适症的表现

妇女面部出黄褐斑或者灰黑色斑，形状不一，妊娠后有人出现，对称分布，有的似蝴蝶形。

2. 按摩足部反射区的手法

黄褐斑的按摩调理手法如图 4—15 所示。

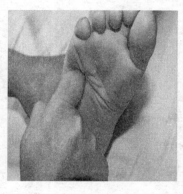

（1）以单食指扣拳法刮压肝反射区 5～7次。

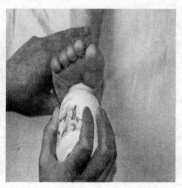

（2）以瓷罐扣法在肾反射区 5～7 次。

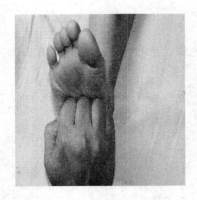

（3）以 4 指指间关节刮腹腔神经丛反射区 3～5 次。

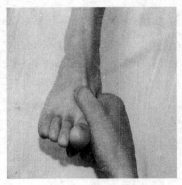

（4）以拇指揉按太冲穴 1～3 分钟。

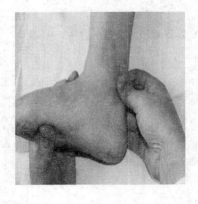

（5）再以拇指揉太溪穴 1～3 分钟。

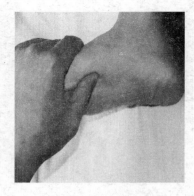

（6）以拇指端推胃反射区5～7次。

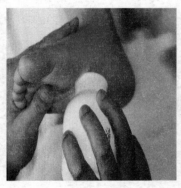

（7）以磁罐刮输尿管、膀胱反射区
5～7次。

图 4—15 黄褐斑的按摩调理手法

五、老年斑

1. 不适症的表现

老年斑又称为老年性色素斑，隆出皮肤，呈现褐色斑块，边界清楚。

2. 按摩足部反射区的手法

老年斑的按摩调理手法如图 4—16 所示。

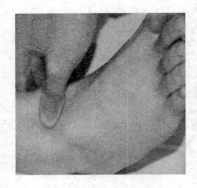

（1）以拇指揉解溪穴 1～3 分钟。

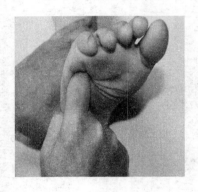

（2）以单食指扣拳法刮压肝反射区 5～7 次。

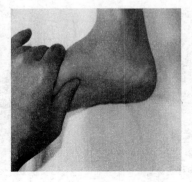

（3）以拇指端推胃、十二指肠反射区 5～7 次。

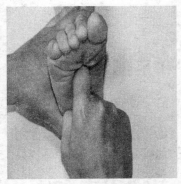

（4）以单食指扣拳法刮压肾、肾上腺、输尿管、膀胱反射区5～7次。

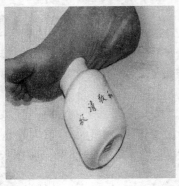

（5）以瓷罐拔罐肾反射区5～10分钟。

图 4—16　老年斑的按摩调理手法

第五单元　足浴和足部护理

一、足浴

根据目前中医药研究的成果，有的中医名家已经临床应用了足浴产品，得到了中华中医药学会的认可，广泛地用于足浴养生调理健康产品。

1. 足浴的基本原理

足浴产品也是按中医整体观念为指导的以五脏六腑为中心，上病下治，通过足浴调理全身，确立活血化瘀，祛降风寒湿痹，消肿止痛为治则。足浴也要争取辨证论治，不应大家都为一盆水，你泡我也泡。

日常提到的风湿病，又名痹症。是人体营养失调，外受风寒湿热之邪，使经络、血脉、肌肤、筋骨、脏腑气血痹阻失于濡养，出现肢体、关节、肌肉酸痛，肿胀麻木，甚至变形，肢体活动受阻，产生风湿病。

痛风内由血热，外受风寒，痹阻经脉，肢体红肿热痛。

腰椎病、颈椎病、肩周炎、关节痛等也属于痹症。足浴通过疏风祛湿，清热活血，消肿止痛，改善人们身体的亚健康状态。足浴药要经过医学部的认证并辩证地使用。

2. 足浴功能

有的足浴粉通过疏通气血，改善人体血液循环，使身心气血充盈，脏腑安和，阴阳平衡，达到养生保健功能。有清热、疏风散寒、祛湿通络、升阳健脾、利筋养脉的功能。

有的足浴粉可提高人体免疫力的功能。通过用于足部，增强代谢循环，祛除风寒湿痹，有缓解风湿性关节炎、肢节酸痛、手足麻木、痛风引起的关节疼痛等功能。

有的足浴粉有调节神经功能，改善睡眠，激活腿神经末梢，消除腿麻木，提高脑供血。

3. 足浴的用法

（1）养生足浴用法

1）主要成分：苏合香、红花、皂刺、川芎、鸡血藤、伸筋草等。

2）使用方法：将1袋（6克）药粉倒入盆中，放入开水化开，然后加入温水，水温到45°左右进行足浴，每次25分钟为宜，每天1次，每疗程30次。

（2）风寒湿痹足浴用法

1）主要成分：苦参、透骨草、苏合香、红花、皂刺、鸡血藤、伸筋草、川芎等。

2）使用方法：将2袋（12克）药粉倒入盆中，开水化开，倒入温水，水温45°左右，浸泡每次2分钟以上，每天1次，每疗程30次，足浴后不用清水冲洗。足浴同时，将用毛巾浸药水热敷关节。足浴时先洗足腿部，再洗足背部，最后洗足底部与足趾部。

二、足部护理

1. 足部精油泡脚

以木桶盛满温水，加入精油。若预防细菌感染可以调好后倒入温水中，即薰衣草精油2滴、茶树精油3滴、檀香3滴。

若消除压力：薰衣草精油2滴、天竺葵3滴、檀香3滴。

若提神醒脑：玫瑰精油3滴、柠檬1滴、欧薄荷2滴。

然后，温水浸泡10分钟左右，擦干。

2. 修足甲去死皮

以修脚刀把足部指甲修齐，并且圆滑，再以指甲锉将指甲锉得光滑整洁。将薰衣草精油4滴、玫瑰精油4滴、60毫升去死皮磨砂膏混合，调好后抹在足上，以双手搓热足部，以足锉把足跟死皮部挫薄，再以镊子把死皮夹走。

3. 美白精油热敷

以薰衣草4滴、柠檬4滴、80毫升美白霜混合，调好后抹在足部上，然后以热毛巾反复热敷，5分钟后擦净，并进行全足的按摩，以足部反射区按摩为主。

4. 涂足部甲油

女人用有色指甲油，男人用无色指甲油。涂抹的方法：由内向外，由上向下，不要涂在皮肤上。

培训大纲建议

一、培训目标

通过短期培训，掌握足疗的手法和基本技能，可从事足疗服务工作。

1. 理论知识培训目标

（1）掌握人体足部解剖知识

（2）掌握足部经络穴位知识

2. 操作技能培训目标

（1）熟练掌握足部反射区按摩的基本手法

（2）掌握足部反射区按摩和足部经络按摩的程序

（3）掌握常见不适症的调理按摩手法

二、培训课时安排

总课时数：89课时

理论知识课时：34课时

操作技能课时：55课时

具体分配见下表。

培训课时分配表

培训内容	理论知识课时	操作技能课时	总课时	培训建议
第一单元　岗位认知	3		3	重点：职业道德的基本要求；岗位的主要内容；足疗的禁忌证 难点：理解职业道德的具体内容 建议：职业道德的基本要求结合实例讲解为佳，运用启发式和讨论式教学
模块一　足疗从业人员的职业道德	1		1	
模块二　足疗从业人员的岗位责任	1		1	
模块三　足疗的作用和禁忌证	1		1	

培训内容	理论知识课时	操作技能课时	总课时	培训建议
第二单元　足疗基本知识	10	2	22	重点：掌握足部反射区的位置、主治，足部经络腧穴的位置和作用 　难点：足部反射区的位置 　建议：配合挂图讲解，教师指出反射区的正确位置，学员可两人一组练习选取，互相评议
模块一　足部解剖常识	2	2	4	
模块二　足部反射区的解剖定位和生理功能	6	6	12	
模块三　足部经络穴位知识	2	4	6	
第三单元　足部按摩基本技能	8	16	24	重点：各种手法的操作要领；按摩程序 　难点：独立运用各种手法进行按摩操作 　建议：先由教师示范规范性操作，布置学员练习，教师逐个指导，或安排学员分组练习，两人一组，互相评议
模块一　足部反射区按摩基本手法	3	6	9	
模块二　足部反射区按摩程序	2	4	6	
模块三　足部经络按摩程序	2	4	6	
模块四　足部按摩中的复合疗法	1	2	3	
第四单元　常见不适症的调理按摩	12	24	36	重点：各种不适症的调理按摩步骤和手法 　难点：正确选取反射区和穴位，熟练掌握各部位调理按摩步骤和手法，能够独立完成操作 　建议：先由教师示范规范性操作，布置学员练习，教师逐个指导手法正确性及手法的熟练连接；也可安排学员分组练习，互相评议
模块一　内科不适症调理按摩	3	6	9	
模块二　骨科不适症调理按摩	3	6	9	
模块三　妇科不适症调理按摩	3	6	9	
模块四　美容足部调理按摩	3	6	9	

培训内容	理论知识课时	操作技能课时	总课时	培训建议
第五单元　足浴和足部护理	1	3	4	重点：足浴和足部护理方法 难点：熟练掌握足浴和足部护理方法 建议：先由教师示范规范性操作，安排学员反复练习，可独立练习也可分组练习，教师现场指导，学员之间互相评议
合计	34	55	89